月刊 精神科看護
THE JAPANESE JOURNAL OF PSYCHIATRIC NURSING

2021.10 CONTENTS
vol.48 通巻 351 号

特集

JN091268

届く言葉
― その一言が発せられるとき ―

004
体験者の声① 私の回復を助けた看護師さんのこの一言
石村比抄子　石村 徹

007
体験者の声② ナースの言葉から祈りのような想いを感じとる
倉田真奈美

011
体験者の声③ 看護師は「空気」をつくる職業
常本哲郎

015
体験者の声④ 淡々とした親切，気遣いが心に届いた
片山 理

019
言葉が「届く」とはどういうことか
増子徳幸

024
認知機能障害をもつ高齢患者との言語的コミュニケーション
中栄加陽子

029
かかわりをどう促すか
教育の視点から考える
渡辺尚子

特別記事

システマティックレビューの重要性と臨床への応用 036
抄読会をとおしてエビデンスを「つたえる」，そして「つかう」へ
矢山壮　的場圭　手嶌大喜　大達亮　梶原友美　植木慎悟

REPORT

ハワイ州立病院での
トラウマインフォームドケア 041
チャールズ・セントルイス　川野雅資

ANGLE

過量服薬による自殺企図後の看護とは 050
救命救急センターにおける看護面接をとおして
野田智子

研究報告

精神科看護師が幻覚・妄想の訴えに
対応しているときの体験について 066
自由記述式のアンケートを用いた予備的研究
千葉浩太郎　成田彰夫　竹内雄太　柿崎正太郎

連載

どん底からのリカバリー㉔　062
増川ねてる

CVPPPがめざす新しい関係性【最終回】　074
下里誠二

学の視点から精神保健（メンタルヘルス）で地域をひらく⑲　076
安保寛明

坂田三允の漂いエッセイ⑱⑦　078
坂田三允

次号予告・編集後記 080

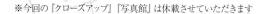

※今回の『クローズアップ』『写真館』は休載させていただきます

届く言葉
—その一言が発せられるとき

● **体験者の声①②③④**

精神科ユーザーのみなさまが体験した，多種多様な「言葉」との出会い。「届く」言葉とは，「届かない」言葉とは。なぜそれは届いたのか。その場面を振り返っていただいた。

● **言葉が「届く」とはどういうことか**

「その方の真のニーズに近づく≒言葉が届く」ということではないか。その答えにたどりつくことができた，ある1人の利用者さんとの出会いとそのかかわりを振り返る。

● **認知機能障害をもつ高齢患者との言語的コミュニケーション**

「毒」のある言葉が温かなコミュニケーションになり得るのは，どのような場合においてか。信頼関係にもとづいた「豊かな」掛け合いを通じて，届く言葉を探る。

● **かかわりをどう促すか**

かかわりの動機の根底にあるのは看護師が患者さんに関心を寄せ，精神科看護におもしろさ（知的好奇心）をもっていること。そこをチームで支えるのが看護の姿なのではないか。

特集にあたって

◉編集部

精神科看護における"武器"は言葉です。「患者さんの状態を損ねたらどうしよう」と躊躇して，声かけをしないのでは精神科看護は始まりません。ただ，患者さんにとって何が「よい言葉」となるのか，それは相手との関係性やタイミングが大いに影響します。つまり，どのような患者さんに対しても，どのようなタイミングでも適応できる「魔法の言葉」は精神科看護において存在しないのだと思います。そのため，言葉の"内容"だけが重要なのではなく，言葉を発する側（看護師側）の態度・スタンス（あえていえば形式）への思索が重要となるはずです。

本特集ではまず精神科の利用者の，「届く言葉」「届かない言葉」の体験を4つ紹介しています。かかわりのなかで自然に生じる「届く」その瞬間を再体験してもらえたらと思います。続く記事では，看護のかかわりのなかで発せられた「言葉」がどのように患者さんへ届くのか，その背景にある「信頼関係」について検討しています。

最後に，「患者さんとコミュニケーションをとることが苦手な学生」「患者さんと何を話したらいいかわからない看護師」に関して，教育的立場からどのような促しが効果的なのか。手取り足取り「ほら，いまのタイミングで患者さんとこんなことをしゃべってきなさい」と伝えることはその看護師の学びになるのか。ケアのより深いところにある「関心」と「届く言葉」について考えます。

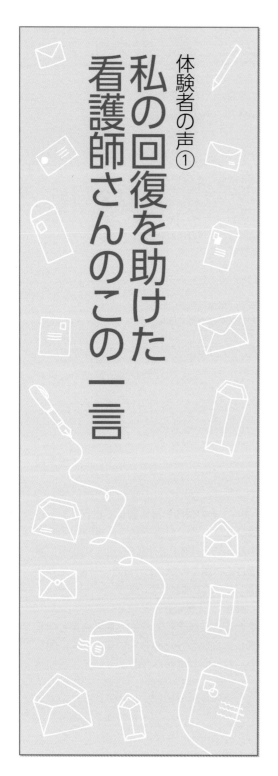

体験者の声①

私の回復を助けた看護師さんのこの一言

執筆者

原案
石村比抄子 いしむら ひさこ

文
石村 徹 いしむら とおる

まずは自己紹介から

　私は，45歳で東京都在住の女性です。結婚していて，夫と2人で暮らしています。夫婦2人とも精神科ユーザーです。私は統合失調症と脅迫確認症で，精神障害2級です。夫は統合失調症と双極性障害で，精神障害3級です。いまは自宅近くの地域活動支援センターと就労支援B型作業所に通っています。2020（令和2）年の11月から12月にかけて約2か月間入院していました。いまも回復途上です。家事は夫が6割，私が4割ほどやっています。

　私の趣味は五行歌です。五行歌とは，5行で書く詩歌のことで，五七五にとらわれず，自由な字数で読む詩歌です。私は24歳のころ，五行歌に出会い，自分の内面を歌にすることによって，心のバランスを取ってきました。いまでも，五行歌の会の月刊誌に歌を投稿すること，Zoomを使ったリモートの歌会に参加すること，『こころの元気＋（NPO法人地域精神保健福祉機構コンボ）』という雑誌に作品の発表することを続けています。作品の発表は7年ほど続いています。

私の入院経験

私は，2020年のその入院を含めて3回の入院経験があります。入院期間は合計8か月で最初の入院は発症のときで，28歳のときに埼玉県のK病院に3か月です。2度目の入院は40歳の結婚直後で，"結婚鬱"のため同じ病院に3か月です。

最初の入院のことをもう少しくわしく説明します。私は当時埼玉県に住んでいました。そして，東京にある五行歌の出版社に勤めていました。そこで，私は歌集の出版の仕事をしていました。自費出版の方が多いので，注文主の歌人さんが納得してくださるように，表紙の装丁をつくり込むことを主にやっていました。

ある歌集を担当していたときに，その歌人さんの注文が非常に厳しくて，何回も何回も装丁のやり直しをしなければなりませんでした。その最中に私の心が折れてしまいました。私はその晩に，落ちついていることができなくなりました。後で父が言うには，脈絡のないことを何回もくり返し言っていて，落ちつかせることができなかったとのことです。

救急車を呼びましたが，精神科の救急には運んでもらえませんでした。その代わり，近くの精神科救急をやっている病院を紹介してもらうことができました。両親が車で1時間半ほどかけて，私を連れて行ってくれました。そして，そのまま医療保護入院となりました。

入院中の体験

最初の数日は個室に入れられて，不自由な思いをしましたが，担当の医師がいい方で，初期の手当がよく，薬も効いてきて徐々に落ち着き，2週間後には4人部屋に移ることができました。

急性症状は収まったので，私は親しくなった患者さんたちと話をしたり，カードゲームをしたり，テレビを見たりして日々を過ごすようになりました。好きな五行歌をつくることもあり，それが私を快方へ向かわせる力になっていました。

入院生活はそれなりに楽しかったのですが，心がきちんと落ちついたわけではなく，私は不眠に悩まされていました。入眠導入剤は処方されていて，それをきちんと飲んでいました。しかし，消灯後いったん寝ついても，夜になると目が覚めてしまい，うまく寝られず困っていました。

ある日，私は夜半に目が覚めました。とても寝つけそうになかったので，看護師さんのところへ行って，頓服の入眠導入剤がほしいと言いました。しかしそのとき，看護師さんにきつい口調でこう言われました。「あなたは，巡回しているとき見ると眠れているから，頓服を飲まなくても大丈夫ですよ。入眠導入剤はあげられません」。そして薬をもらうことはできませんでした。希望が叶えられなかった私は，とても厳しいことを言われたと思って，その看護師さんを"ひどい人だ"と感じて，つらくなりました。

ところが，その後ベッドに戻って，寝ようとしたらぐっすりと眠ることができました。そして，翌朝はすっきり目覚めることができました。

その後，その入院期間の残りの間，不眠に悩まされることがなくなりました。そして，病状は順調によくなって，外泊の許可が出たり，外泊の期間が徐々に長くなって，入院から3か月後には無事に退院することができました。

届く言葉，届かない言葉について

先ほど述べたような，看護師さんからの"きつい言葉"がなぜ私に響いたのか考えてみました。2つの原因のどちらかだと思います。1つ目は愛情をもって強く言ったから。2つ目はイライラして強く言ったのだが，たまたま私に響いたということです。

一般的な解釈は前者でしょう。親が子に対して愛情をもって叱るように，看護師さんが患者さんを叱ることがあり得ると思います。ただ，愛情をもてばきつい言い方がいつも許されるわけではありません。それでも，場合によっては，そうすることが必要なときには，きちんと伝えるために強い言い方をすることは許されることではないでしょうか。決して暴言が許されるわけではないですが，やさしい言い方のみがすべてを解決するわけではないと思います。

一方で，看護師さんがそこまで配慮していなかったことも考えられます。私は人に対する要求が下手だと，よく夫に言われます。同じ要望を同じ言葉でくり返してしまうからです。よく覚えていませんが，多分このときも，同じ言葉でくり返し「薬がほしい」と言ったのかもしれません。そのためにいつもは穏やかな看護師さんも，つい感情的になって口調や言葉がきつくなったのではないかと想像しています。そのきつい言い方が，たまたまそのときの私にフィットしたことが考えられます。

普通は穏やかに話すことが，コミュニケーションをとるためにはよい方法だと思います。しかし患者さんに対して，ときにはピシッと一言を伝えるのも大事なのかなと思います。私のケースは，そんなことを示しているのではないかと思います。

おわりに

私は薬に頼る傾向が強いのです。いまでも，医師から薬を減らしたほうがいいのではないかと言われることがたびたびあります。そんな薬に頼っている私だからこそ，「薬なしで寝られます」と言い切ってくれた看護師さんの一言を，とても大事に思っています。飲み薬だけでなく，医療者の一言，人薬と言っていいと思いますが，その一言が大事だと思います。

3度目の退院をした後，夜半に起きてしまい，それから眠れないと感じることがたびたびあります。夫にその不満を伝えることもあります。そんなとき，夫も明け方に私がよく眠っているようだと言います。そんなつらい日でも，あの夜に看護師さんにかけてもらった言葉を思い出して，もうちょっとベッドで過ごしてみようと力を奮い起こすことがあります。よい言葉をかけてもらったと，その看護師さんに感謝します。

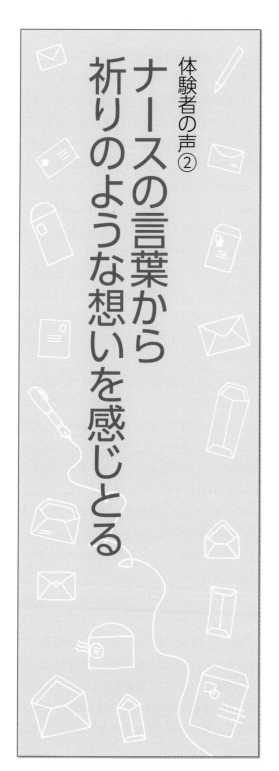

体験者の声②

ナースの言葉から祈りのような想いを感じとる

執筆者

倉田真奈美 くらた まなみ

はじめに

　私は，52歳の統合失調症の当事者です。22歳のときに発病し，いままで20回以上，入退院をくり返しています。そこで触れ合った，看護師さんとの思い出を書いてみようと思います。

　社会人でOLをしていたときに，ストレスから退社して，しばらく箱根のペンションに転地療養を兼ねて住み込みで働いていました。そのときに，「これから人生どうしよう？」とじっくり考えました。その結果，「私は人が好きなので，福祉の道を選ぼう」と思いました。

　まず，ホームヘルパーの資格をとり，特別養護老人ホームで働き出しました。しかし，無理がたたり，再発。そのときに，老人ホームの看護師さんたちが，1人暮らしだった私を，精神科病院に入院させようとしました。しかし，入院を嫌がる私を，1人のナースが不憫に思い，自宅に連れ帰って，自分の娘の服を着せて，ご飯を食べさせてくれ，家族のように，しばらく面倒を見てくれたのです。そのときの「ゆっくりしてっていいから」というナースの言葉は，いまでも，忘れられません。毎年，年賀状を出しています。

温かい言葉が心に沁みる

　2回目の結婚のときは，いつも調子を崩していました。春夏秋冬と，毎季節ごとに，入院していたくらいです。呆れた母が，「ずっと入院しといたら？」とイヤミをいうくらい，荒れていました。それでも面会のたびに，夏はメロンやスイカ，冬はイチゴやミカンを差し入れてくれるやさしい母でした。父も，面会のたびに，チリ紙に包んだお小遣いをくれて，「これで，旦那さんと旨いものでも喰え」と言ってくれました。「あんたは働くと調子崩すから，ゆっくりしたら？」とも言っていました。

　私は毎日夕方，夫がお見舞いに来てくれるし，両親の面会も頻繁で，みんなからうらやましがられていました。看護師さんからも，「待ってくれている人がいるから，早くよくなろうね！」と言われて，本当にそうだと思いました。

　けれど，現実社会でうまくいかなくなると，乖離人格が出てきて，大量服薬するので，困りました。大量服薬後は，いつもICUに入り，生死の境を彷徨いました。目を覚ますと，いつも看護師さんが，心から笑顔でよろこんでくれました。生きている実感が湧きました。「もうこんなところに来ちゃダメだよ」という温かい言葉が心に沁みました。

「これが折れても……」

　入院も度重なると，顔を覚えられます。「また来たの？　ゆっくり休んでね～」と言われて，ホッとしました。もちろん，お家がいちばんな

のですが，自宅以外で，手厚くケアしてもらい，やさしい言葉をかけてもらえるところがあるというのは，とても幸せなことだと思います。

　あるときの入院では，折り紙教室がありました。福山ローズ，という，1枚の折り紙を何回も折り目をつけて，立体の薔薇をつくるもので，上級者向けの難しい折り紙でした。最初は，ぼろぼろの花にならない塊でしたが，根気よくチャレンジして，ていねいに折り目をつけて，基本に忠実に練習しました。何回も入院していると，最後には折れるようになりました。

　教えてくれた看護師さんが，ポツリとつぶやくように，心の底から心配するように，「これが折れても，実社会で上手く生きていけるかどうかはわからないから」と言っていたのが印象的でした。

　実際，いくら病院で元気になっても，退院してからが本当の生活で，リハビリも実生活のなかでこそ，本番だと思います。看護師さんの仰った，病院の無菌室のような，保護されて安全な場所に比し，ストレスの宝庫の家庭や職場に順応するのは，並大抵ではないことは，私にもわかっていました。なので，折り紙を折りながら，束の間の平和な日々を大切にしようと思いました。看護師さんは，せめて入院中くらいは，外の世界と断絶して，療養に専念して，退院までに体力や気力を養ってもらい，また，病棟に舞い戻らなくなってくれることを祈ってくれていると思います。そういう祈りのような想いを感じとって，私はとてもジーンときました。

　折り紙をとおして，看護師さんのやさしさや，思いやりを肌で感じました。折り紙も，集中力と手先の繊細な動きを必要とされるので，薬の副作用で手が震えて，うまくできなくて，眠た

くなりますが，これも修行だと思い，がんばり
ました。できあがったら，ほしがる人にあげて
いました。

　ほかに，折り紙教室では，薬玉を作る人がい
ました。薬玉とは，折り紙を2枚ずつ使い，放
射型のパーツを作り，たくさん根元を束ねて円
形に整えて，リリアンという糸の束の房を下げ
る，魔除けの伝統手芸品です。多い人は，入院
中に10個も20個もつくり続けていました。ま
るで，自分の病気平癒の願掛けのように，取り
憑かれたようにつくり続けていました。そして，
退院の日，その人は潔く薬玉を全部私にくれま
した。私は知り合いの年配の方の家庭に寄付し
ました。みなさんよろこんでくれました。その
人の薬玉は，本当に心がこもっているから，ほ
かの人の病も，治すと思います。

　あるときに，若い子どもが入院していて，友
だちはきっと学校で勉強したり，クラブ活動や
塾などで青春を謳歌しているころに，1人孤独
に折り紙をしている姿に胸を痛めたことがあり
ます。あの子はあの後どんな人生を送ったの
か？　気になります。折り紙なんか折ってる場
合か？　と憤りさえ感じました。いろんなこと
があった，折り紙教室，懐かしいです。

「ほめ」の言葉

　私は入院中に，読書をするのが好きです。普
段はなかなか読めないような難しい本や，大作
を読みます。たとえば，手塚治虫の火の鳥全巻，
ブラックジャック。瀬戸内寂聴訳の源氏物語全
巻。ガラスの仮面。「こころの元気＋」。統合失
調症の本。看護師さんが，「すご～い！」とほめ

てくれるとうれしいです。読書をしている集中
力があれば，回復も早く，退院も近いです。現
在の私の夫も当事者で，たまに入院したら，夫
に毎日ハガキを出します。精神科病院は，携帯
電話が許可されていないし，コロナで面会謝絶
なので，ハガキは，貴重な連絡手段です。

　「お手紙ですよー，ラブラブですね～」と，夫
のところに，師長さん直々にハガキを届けに来
てくれるそうです。通信の自由が奪われている
ので，ハガキは，何度も読み返してくれている
ようです。私から出すときは，1枚のハガキの
裏表に小さな字で，ビッシリ書いて出します。
薬の副作用で手が震えて，字が汚いですが，構
わず書きます。夜勤の看護師さんに渡すと，朝，
投函してくれます。まさに恋のキューピッド。
ありがたいです。

訪問看護師からの言葉

　また，わが家には，週に6回も訪問看護さん
が入ってくれています。みなさんやさしく，夫
婦ゲンカしていても，間に入ってくれたり，調
子が悪いときは，さりげなく薬を勧めてくれた
り，お世話になっています。最近特に印象的だ
ったエピソードを1つ書こうと思います。

　「20年前に貸した学資を返してください」と，
自宅にいきなり封筒が届きました。

　まわりの人は口を揃えて，民事の金銭貸借は
10年で時効だから，返さなくていい，と言いま
した。しかし，私は恩人に返さなきゃ，と思い
詰めてしまいました。夫と大ゲンカになり，離
婚話にまで発展しました。

　しかし，夫婦ゲンカをしていた夜に，訪問看

護に緊急電話をかけたら，わが家には一度しか来たことがない看護師さんが出られました。彼女は私の愚痴をひととおり聴いてから，こう切り出されました。

「義理をとおしたいお気持ちは，よくわかりました。しかし，いま，真奈美さんは，新しいパートナーと，新しい人間関係を，新しい家庭を築いていると思います。そちらを大事にする方が大切だと思いますよ」と，親身に相談に乗ってもらい，私は恩人に手紙を書いて，丁重にお断りしました。あの一言は，値千金でした。

これからも看護師さんに，いろいろな場面で助けてもらうと思います。

みなさんの参考になれば幸いです。

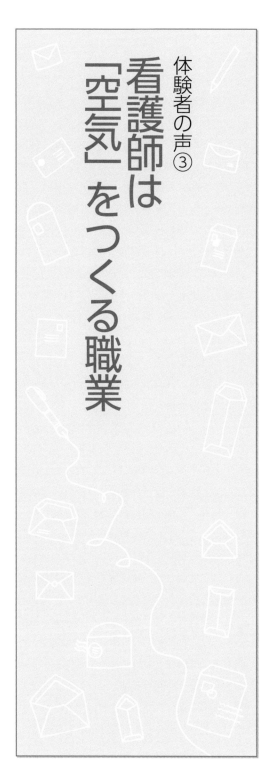

体験者の声③

看護師は「空気」をつくる職業

執筆者

常本哲郎 つねもと　てつろう

まずは自己紹介

　私は現在47歳の男性当事者です。病名は自閉症スペクトラムで，統合失調症の妻と2人で暮らしています。私たちは，結婚して来年で10年を迎えますが，健常者の夫婦に違わず，さまざまな衝突などをくり返し，そのたびに乗り越えてきました。

　大仰ではなく，激しいケンカのときには，どちらかが入院せざるを得ない事態になることもありました。本稿では，私が入院したときのことについて，触れていきたいと思います。

積極的な言葉かけを

　看護師さんといえども，私たちと同じ人間です。イライラすることもあるでしょうし，仕事がつらくなるときもあるでしょう。

　私はといえば，入院時，看護師さんの機嫌を損ねないよう，最大限の注意を払っていました。「看護師さんに嫌われると退院が遠ざかる」と思い込んでいたからです。しかし，いまにして思えば，それは杞憂だったな，と感じます。前述のように，同じ人間なのだから，互いに切磋琢磨してゆけばいいのだ，と思えます。ましてや，

早く退院することだけが，本当の回復とは呼べない，と，私は薄々気づいてはいました。

　ただ，入院当時，私には苦手な看護師さんがいました。一言で表すなら，がさつな感じがする看護師さんだったので，私は彼女をなるべく避けていました。しかし，私の退院日もほぼ決まり，もう看護師さんのご機嫌をとる必要もない，そんなときに，私はいままで避けてきたその看護師さんに，私のことをどう思っていますか？　と，勇気を出して聞いてみたのです。すると，「常本さんは，いつでも誠意ある，紳士でいらっしゃる方です」と，真心のこもったお言葉を頂戴いたしました。そのとき，私は自分で自分を縛っていたのだ，と，はじめて気づかされました。自分が自分から，解放された瞬間でした。

　このように，患者側が特定の看護師に対して思い込みからくる苦手意識をもっている場合もあるので，その誤解を解くためにも，看護師さんからの積極的な言葉かけが必要だろうと考え，このエピソードを紹介しました。

疑問だった言葉

　現在の訪問看護ステーションに変更する前，数年間かかわらせていただいたステーションのお話をします。そこは，比較的小さなステーションでしたので，私より若干年上の女性が管理者となっており，彼女が週2回，訪問してくれておりました。私がいる前では，ニコニコしてやさしい女性という印象でしたが，妻の話だと，私が席を外しているとき（そのころは，私も所用でいなくなることも多かったのです），彼女の言動は，豹変したそうです。「哲郎さんって，亭主関白だよね」「真奈美さんは，ダメ男が好きなの？」など，私のいる前では，絶対に発さない言葉を，平気で口にしたそうです。また，訪問看護は，毎回はじめにバイタルチェックをし，その一環として血圧を測るのですが，彼女の測定値は，毎回，「なんでもないね。大丈夫だね」としか仰いませんでしたが，その後，訪問看護ステーションを替えて，新しい看護師さんが私の血圧を測ると，「高血圧です。この数値を真摯に受けとめ，すぐ病院に行ってください」と言われて，受診すると，「一生飲む薬だよ」と医師から言われ，とりあえず3か月分の薬が出ました。それ以来，私の人生は，3か月に1度，内科に通院することになったのです。前任の看護師さんは，ここで，訪問看護ステーションの名前と，看護師さんの名前を公表してもよいくらい，看護師失格の方でした。

　前述のとおり，看護師さんといえども，1人の人間です。けれども，プロの仕事というのは，決して私情を挟まないものです。そういった意味合いで，前者の看護師さんは，プロではなかった。私は，それを知ったとき，怒りやかなしみではなく，ただただ，残念だ，という思いしか湧いてきませんでした。

　彼女は，明らかに，女性側の視点からわれわれを峻別し，嫌な言葉で申しますなら，差別的に，接してきていました。しかし，人生，捨てる神あれば，拾う神ありです。新しく契約した訪問看護ステーションは，決して私情を挟まぬよう，毎日違う訪問看護師さんを，派遣してくださいます。タブレットで情報は共有されているので，余分な手間も時間も，かかりません。

届く言葉，届かない言葉

さて，私は無事退院し，自宅での妻と2人での生活が，再開されました。同時に，訪問看護ステーションも変更し，新しい体制で，新生活はスタートしました。

新たな訪問看護さんは，週に6日入ってくださるという，手厚い看護を提供してくれるステーションでした。毎日，来てくださる看護師さんは違うのですが，最新の情報をタブレットで共有し，差別区別なく，私たちがケンカしていても中立の姿勢を崩さず，適切なアドバイスをくださるので，ありがたい存在です。

本特集のテーマである『言葉を選ぶ—届く言葉，届かない言葉』ということですが，言葉そのものが独立して効果を発揮するというものではないのだと思います。そこには言葉を発する側の「空気」のようなものがベースとしてあることで，言葉は届くのだと思います。そして私は，看護師さんというのは，「空気」をつくる職業だと思っています。

たとえば，「哲郎さん，大丈夫ですか……？心配していますよ」という単純なフレーズであっても，その言葉を発するまでに，最近の出来事や，私の趣味の音楽の話，そのほかたわいもない雑談などで，柔らかい空気をつくっておいてから，口に出されるそのフレーズは，私のこころに，不思議なほど，すっと入り込んで来るのです。

そもそも同じ言葉であっても，看護師さんに限らず，相手のこころに届くかどうかは，その術を心得ているか否かによって，変わるものでしょう。

私たちの普段の生活でも，生まれも育ちも違う2人が，夫婦となって同じ屋根の下で暮らしているわけです。衝突がない方が不思議です。そして，いざ衝突したときに，私は，彼女のこころに届く言葉を発するテクニックを総動員して，彼女と向き合います。それは，彼女に向けられた言葉でありながら，同時に自分に向けて発された言葉でもあるのです。私は，彼女を諭しながら，同時に私をも諭しているのです。

「幻聴が聴こえて，つらいんだね。頓服を飲んで，少し眠ったら，楽になるよ」というような，極めて単純な言葉でも，空気ひとつ，言い方ひとつで，彼女のこころに届くかどうかが，決まるのです。このようなことは訪問看護師さんのご対応をまのあたりにすることで学ぶことができました。

たとえば，訪問時具合が悪く，妻が暗い寝室で横になっているときも，訪問看護師さんは必ず枕元までそっと行って，「真奈美さん，○○です。いまは，お具合すぐれないかもしれませんが，すこしよくなったら，哲郎さんと話をしてみてくださいね。頓服，一応哲郎さんから預かってきましたが，飲まれますか……？」と，本人の意思を尊重したうえで，親身にやさしく，対応してくださいます。それが大いに，私の参考になるわけです。

おわりに

言葉とは，かくも難しいものです。

意識せずに発すると，時に相手を傷つけたり，あるいは行き場を失った空気となって虚しく中空を彷徨ったりしてしまいます。

「届く言葉」。それは，空気をつくり，場を掴み，相手のことを心底思いやって，けれども表面上はシンプルに発される言葉のことでしょう。

そんな言葉を発することのできる看護師さんは，みなに慕われ，患者さんからの厚い信頼も獲得することができるでしょう。私は，看護師さんではありませんが，妻に対しては，常に誠実な，いちばん側にいる人間でありたいと思っています。そう思わせてくれた，いままでかかわってくださった看護師さんたち，衷心より，御礼申し上げます。ありがとうございました。

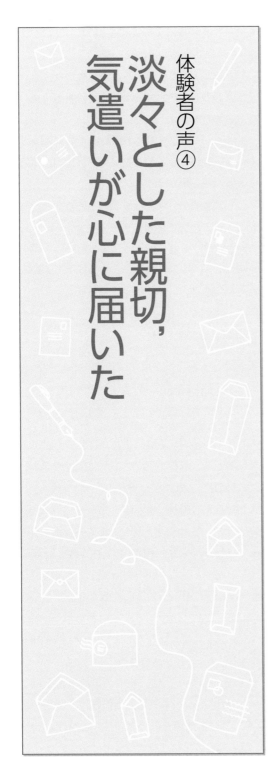

体験者の声④

淡々とした親切，気遣いが心に届いた

執筆者

WRAP®ファシリテーター
片山 理 かたやま さとる

酒は「がんばれ」と言わない

「がんばれ，がんばれ」って自分に言い聞かせてがんばってきた。

2000年だったか2001年だったか，もうがんばれなくなって，燃え尽きた。バーンアウト。

急激に襲ってきた，うつ症状。何もできなくなった。もちろん働けない。トイレと，酒とタバコを買いに行くことと，その酒を呑むこと，タバコを吸うことを除いて，何もできなくなった。

酒は私に，「がんばれ」とは言わなかったし，「働け」とも言わなかった。

だから酒に溺れた。

酒は気分を高揚させてくれるが，それは普通の呑み方をしているときだけ。

私はすでに普通の呑み方ができずに酒に溺れていたから，気分は引き下げられますますひどいうつ症状に。ついには連続飲酒に陥り，頭のなかは希死念慮が支配していた。

人間扱いをされている感覚

精神科には通院していたが，「酒がやめられない」とは言い出せずに，「うつ病」の診断を受

けたまま何か月も経過した。

ついには「酒がやめられない」と主治医に話すのだが、「この病院にはアルコール依存症治療のプログラムがない」と言われてしまった。

それからまた何か月も経過したが、酒をやめ始めるチャンスは突然やってきた。

主治医の「アルコール依存症の専門病院を紹介するから」との言葉。

いったん診察室を出て、外来待合室で待っていると、看護師さんが主治医の書いた専門病院宛ての紹介状と、その専門病院のホームページのプリントアウトを持ってきてくれた。

その看護師さんは、アルコール依存症の私を咎めるでもなく、ただ淡々と専門病院のことを親切に説明してくれた。

看護師さんのこの淡々とした説明に、「私は人間扱いされている」と感じた。

このときはまだ酒に酔っていたので、どんな言葉が私に届いたのかは覚えていない。

ただただ、「私は人間扱いされている」と感じたことを覚えている。

価値観の押しつけ

その後の私は、精神科医療機関をかけもちしていた。後で知ったことだが、これは普通のことではないそうだ。

もとから通っていた精神科では「うつ病」の治療を受け続け、専門病院ではアルコール依存症の治療を受けていた。

断酒も落ちついてきたと思ったので、もとから通っていた精神科で禁煙外来をやっていたので、受診した。

自分でもわかっていたがニコチン依存症で、約3か月の禁煙補助剤治療となった。

1週間は補助剤を服用しながら喫煙してもいいと言われ、2週目からは補助剤の服用を続けながら禁煙することになっていた。

ところが私は、3週目が終わっても禁煙できずに吸っていた。そのことで禁煙外来の担当看護師は、私を叱りつけた。

いちばん嫌だったのは、「生活保護を受給しているから無料で禁煙外来を受診できることをいいことに、それに甘えて禁煙努力をしないのは悪だ」という主旨の、担当看護師による私への激しい叱責だった。担当看護師さんよ、私が生活保護制度を利用していようが、いまいが、あんたにゃ関係ねぇぜ。

ただ淡々と、気遣いの言葉

酒をやめ始めても私の生きづらさはそのままだったから、人間関係のゴタゴタから2年7か月で1回目の再飲酒発作をおこした。

この1回目の再飲酒発作後、「やっちまった感」から強烈な希死念慮にとらわれて、もとから通っていた精神科の主治医から入院を強く勧められるが断固拒否したら、主治医は「毎日通院」をするように言い、私は入院を回避したくてそれに従うことにした。

主治医がいてもいなくても毎日通院し、相談員さんにも5分程度話を聴いてもらった。

「毎日通院」のころ、1回目の再飲酒発作から約3か月で、2回目の再飲酒発作をおこした。

2回目の再飲酒発作の翌朝、もとから通っていた精神科に早めに行き、早めに来ていた外来

看護師さんに,「相談員さんとなるべく早く会いたい」と伝えた。

看護師さんが聞いた。

「どうされました?」

「また酒を呑んでしまって,相談員さんにそう伝えてください」

「伝えますね。いまは,気分が悪いとかないですか?」

その看護師さんは,再飲酒発作をおこした私を咎めるでもなく,ただ淡々とメモをとり,最後に「いまは,気分が悪いとかないですか?」と気遣ってくれた。

この最後の言葉は,私の心に届いた。

一言で見捨てられた

私は,このころから訪問看護に来ていただくようになった。

訪問看護師さんは,毎回ざっくばらんに話をしてくれて,私の様子をみて帰る。

そんな日々が4年続いたが,また再飲酒発作をおこしてしまった。こともあろうに訪問看護に来ていただく前の晩に。

朝,訪問看護師さんの仕事用の携帯電話にかけて,再飲酒発作を伝えた。

返ってきた答えは,「呑んだのなら訪問には行けません」だった。

私はアルコール依存症者だから,いつか呑むリスクは常にあるし,そもそも再飲酒発作と言うくらいだから,症状である。

発作という症状があるのに。

以前の発作のときには,「やっちまった感」から強烈な希死念慮にとらわれていたのを,伝え

ていたのに。また強烈な希死念慮にとらわれることも,予測できるのに,「行けません」。

見捨てられた気がした。

だから訪問看護ステーションを替えた。

新たな訪問看護ステーションは,私がアルコール依存症だと知って,言葉より失礼なことを私に向けた。

毎回訪問のたびに,玄関先でアルコール・チェッカーに「ハァー」とやれと。人権侵害も甚だしい。

苦しい気持ちを聞いてほしい

私はこうしてほしかった。

私は,訪問看護に来ていただく前夜にもし呑んでしまったら,自分で訪問看護ステーションの夜間当番携帯電話か,ステーションの電話にかけて再飲酒発作をおこしたことを告げられる。

もし再飲酒発作を起こしてしまったら,訪問には来ていただかず,その時間を看護師さんとの電話によるコミュニケーションにすると,契約時に取り決めてある。

電話で,呑まずにいられなかった苦しい気持ちを,聞いてくだされればいい。

苦しくて苦しくて,もうがんばれなかった気持ちを,聞いてくだされればいい。

再飲酒は発作だと言うことをもうちょっと理解していただきたい。

特集

まとめに代えて

アルコールであれニコチンであれ，依存症そのものも，やめられないのも，再使用してしまうのもすべて病気で，そのことを十分知っていて職業的に冷静に淡々と評価や判断を差しはさまず対応していただいたときに，看護師さんたちの言葉や態度が，「私は人間扱いされている」

と感じさせ，私の心に届いた気がする。

反面，依存症はやめたくてもやめられない本人にとってはとても厄介な病気であるという知識が足りなかったり，「認識が甘い」「キチッと断酒できないだらしない酔っ払い」「スパッと禁煙できない意志の弱い喫煙者」など，看護師さんたちの頭のどこかにこうした余計な思考がよぎったとき，「人間扱いされていない」と感じてしまい，私の心には届かなかったんだと思う。

● 情報BOX

▶新刊本『うつモンスターがやってきた！　ママどうしたの？』

小さな子どもに，うつ病を説明する。でもどうやって？

原作・絵：エルドムード・ファン・モッシュ
訳：みやざき なおみ
発行：ラグーナ出版
定価：1,760円（本体価格1,600円＋税）
判型：22cm×22cm
カラー48ページ　ISBN：978-4-910372-06-8　C8097

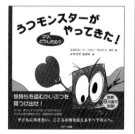

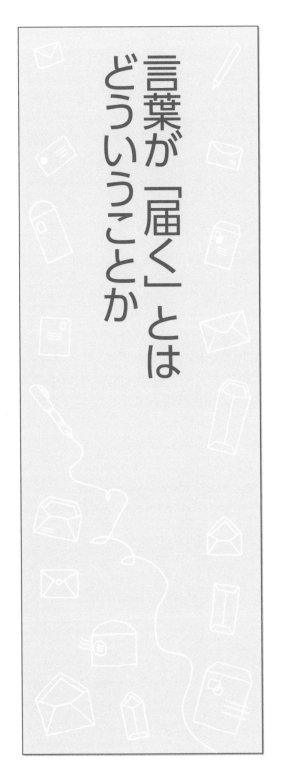

言葉が「届く」とはどういうことか

執筆者

一般社団法人てとて（神奈川県横浜市）
代表理事
看護師／保健師／相談支援専門員
増子徳幸 ましこ のりゆき

言葉が「届く」ことで何が起きるのか

　どこかで発せられた言葉が，自分やほかの誰かの心に「届く」ということ。

　これはただ単に言葉が耳から入って「音」として認識されるだけでなく，その人の感情を揺さぶり，それまでの認識やその後の行動を変え，だけでなくその人のありようを変えてしまう。私たちは日々の生活のなかで時折そのような体験をすることがあります。この文章の読者は「看護」や「支援」の現場にいる方が多いでしょうから，「どう声かけすれば自分の声が相手に『届き』，患者さんや利用者さんのありようを変え，問題的な行動をやめさせる（軽減させる）ことができるのか」と模索している方も多いのではないでしょうか。このことに関して，私の経験を振り返りながら考察していきたいと思います。

言葉が届いていないとき

　私はこれまで，看護師の役割と経験をもとにして，精神科病院や依存症者の自助グループや精神科訪問看護の現場にかかわらせていただき

ました（当事者として自助グループに通っていた時期もあります）。現在従事している精神科訪問看護では、「看護師」の看板を背負っていますので、サービスの導入時には医療に関連する役割（生活と精神症状のモニタリング、服薬チェック、バイタルチェックなど）を求められます。そして、サービスの契約時からたくさんの言葉のやり取りをしながらニーズと生活上の問題を共に確認して、訪問のなかで何をするのか看護計画を立案します。

Aさんは、私が12年前に精神科訪問看護のステーションに転職してはじめて主担当となった方でした。仕事や人間関係上のストレスから統合失調症を患い、幻聴に支配され、激しい自傷行為の末に措置入院されました。退院後の生活のサポートとして訪問看護を導入する流れとなり、会社に復帰することをめざして退院後間もなく時短勤務を実施することとなりました。時短勤務が始まってからは訪問看護の営業時間内にご自宅に訪問することができませんが、Aさんも「幻聴が残っているので仕事ができるか不安」でしたので、彼の職場の昼休みに、職場近くの喫茶店で調子をうかがうという計画を立てました。自宅への訪問ではないので「訪問看護」としての医療費請求はできませんが、私の職場の管理者にかけあって許可をいただきました。はじめての主担当の方の計画で無請求の訪問を組むなど突飛だったかもしれませんが、私としては何より「この支援はご本人のニーズである」ということが根拠でした。

そのプランを実施して何度か喫茶店で話をさせてもらいました。私の「仕事、どうですか？」の問いに「まあまあですね」とスーツ姿でコーヒーを飲みながら話す彼を見ながら「ああ、地域で生活を支えるとはこういうことだ」と充実感を覚えていました。しかし1か月が経ったころ、彼の職場の上司から電話が入りました。曰く「この1か月、ずっと職場に来ていないんだけど彼は大丈夫ですか？」と。「え？」……私は耳を疑いました。ずっと職場に来ていない？じゃあ、喫茶店で私が話していた男性は誰だったんだ？　混乱しながらも、彼に電話をしました。すると、彼はバツが悪そうに「はい、実は、仕事には行ってなかったです」と話されました。

言葉を届かなくさせるもの

これには私も言葉を失いました。急いで自宅に訪問し、話をうかがいました。すると、「まだ幻聴がつらくて仕事に行く自信がなかった」「それを訪問看護に話せなくて」「『行ったことにして話せばいい』と思ってしまった」と、ポツリポツリ、絞りだすように話してくれました。私に取り繕うために、職場に行かないのに、朝、スーツを着るときの彼の気持ちを思うと……つらかっただろうと思います。本当に申し訳なかったです。

それにしても、退院時のケア会議で主治医や彼の職場の上司も居合わせたなかで、お互いに「退院後に何が必要か」を話したはずでした。そこで彼のニーズを聞いたはずでした。しかし、それは彼の真のニーズではなかったのです。「職場近くの喫茶店にうかがいますね」「はい、よろしくお願いします」という言葉は両者の間で交わされただけで、お互いに届いていませんでした。後から考えれば、彼は「まだ幻聴がつらい」状態でしたので、ケア会議で意思を確認す

るべきでした。具体的には，「退院後すぐに時短勤務に入るけど本当に大丈夫ですか？」「職場の上司さんも来ているから言いにくいかもしれないけど，不安ならもう一度考えたほうがいいと思いますよ」と声をかけるべきでした。

　振り返ると，当時私は病院勤務から訪問看護に転職したばかりで，白衣を脱ぎ，1人でご自宅に訪問する立場になり，環境と役割の変化に戸惑いと焦りがありました。その背景には，「支援者は常に役に立ち，頼られる存在でなければならない」という思い込みがあったと思います。本来，困っている方を「支え，援ける（たすける）」支援者が，「利用者さんの役に立っている」と思うことで「これでいいんだ」と安心を得ようとする。安心を得たいがために焦る。焦るから，ズレる。ズレているから言葉が届かない。これは，現場で往々にしてあることではないでしょうか。

その方の真のニーズに近づく≒
言葉が届く

　とは申しましても，その方の真のニーズをとらえることは容易なことではありません。Aさんの例では，退院前に2回病院内でケア会議をしても，退院後に週2で訪問をしても，主治医やご本人の職場の上司と相談してプラン立てをしても，ズレたプランしか立てられませんでした。ここで大切なのは，ズレたとわかったときに，きちんとご本人の言葉を取り入れながら修正する柔軟性です。また，「ズレてしまうかもしれないけど，一緒にあなたのためになるプランを考え続けていきたい」という「関心をもち続

ける」姿勢とスタミナです。

　この「柔軟性」や「関心をもち続ける」ために必要なのは，さまざまな切り口や焦点からその利用者さんを見つめる複眼的な視点と，ストレングスに対する感受性です。看護師は「看護問題」を設定するために「いまそこにある問題点」に注目しがちですが，それだけでは慢性的な経過をたどることが多い地域精神科の支援のなかで疲弊してしまいます。「問題」に関する数年がかりの小さな変化を追うよりも，ご本人の「過去に何に夢中になっていたのか」「どんな友人と遊んでいたのか」「病気がなかったら取り組みたいと思っていること」など，その方の人となりがわかるような情報やそれに関する変化に注目するのです。さまざまな方向性から相手を知る手がかりを増やすと，日々の「問題的な行動」「困った症状」に隠されている，その方の認知や行動の癖（個性）や，得意分野や興味関心が集中している部分（ストレングス）に気づきやすくなります。

　その部分でこそ，その方の真のニーズに近づくことができ，その部分でのやりとりでこそ「言葉が届く」可能性が高まります。前述のAさんの場合，その後職場復帰はかなわず退職をして自宅への訪問が開始されました。ある訪問の時に，部屋に飾ってある複数のアニメフィギュアが気になり，質問をしてみたら，ここぞとばかりに教えてくださいました。そのことで私の興味が湧き，次の訪問までに彼が指定したアニメを見ておいて，感想を話しながらアニメ談義をするという訪問になりました。彼はゲームにも造詣が深かったので，この流れから一緒に東京ゲームショウに参加しました。あの事件から数か月，ひきこもってしまって外出には「自

信がない」と話していましたが，幕張メッセの
ゲームショウの行列に数十分も並んで私を先導
してくれて，頼もしく感じたものでした。この
アクティビティからその後の福祉的就労，さら
には本格的な就労による社会復帰への足がかり
になったのでした。

言葉が届くときは，双方向

　では，私はこのような展開になることをはじ
めから意図してフィギュアの話をしたのかとい
うと，その時はそうではありませんでした。自
宅訪問開始当初，そのフィギュアを見て「めちゃ
くちゃ精巧な女性戦士だな」「これ，買った
ら高いんだろうなあ……」と私の心が動いたの
です。そして，自然にテンションが上がり「こ
のフィギュア，スゴイすね」という言葉をかけ
ていました。この私の感情を乗せた言葉が，彼
の心に「届いた」のだと思います。そして，彼
が別人のように嬉々としてアニメのことを話す
様子を見て，「私の興味が湧いた」のです。興味
が湧いたので，もっと聞きたい。もっと知りた
い。だから，彼から「増子さんも（アニメを）見
てきてください」という提案が出たときに，よ
ろこんで受け入れることができました。そして，
次の訪問が楽しみになったのです。

　私の心の揺れ動きが彼に伝わり，それに呼応
するように彼の心が動いた。それにまた私の心
が呼応する。2つの人格がぶつかって音を出し，
ハーモニーを奏でているようです。この文章の
はじめに「どう声かけすれば自分の声が相手に
『届き』，患者さんや利用者さんのありようを変
え」ることができるのかという問いを設定しま

した。しかし私の経験上，言葉が届くとき（≒
真のニーズに近づくことができたとき）は，相
手だけでなく私のありようも変わるのです。お
互いの心が揺れ動き，お互いに呼応するのです。
そして双方向に影響を与え合います。私の場合
は，普段見ることのないであろう「魔法少女ま
どか☆マギカ」のDVDを全巻楽しく見ること
となりました。

　この「双方の言葉が相互に届き，影響を与え
合う」という関係は，その方の真のニーズにい
かに近づき，応えられるかが成立の鍵となりま
す。ですから，支援者が「私は支援のプロなの
で，利用者さんに距離をおいて影響されません」
という態度でいるときには成立しません。「支援
のプロ」であるからこそ，心理的な鎧（言い換
えれば支援者・医療者としてのプライド）を脱
ぎ捨て，目の前の方のありように影響を受け，
しなやかに変化するスタンスでかかわるとき
に，あなたの言葉が相手に届き，相手の言葉が
あなたに届きます。

　精神科の地域支援の現場でよく「フラットな
関係」が必要と言われることがありますが，そ
れは「ていねいな接遇，言葉遣い」などのテク
ニカルなことや，「その方がみずから選択するこ
とを保障する」という人権的な配慮にとどまり
ません。それらを超えて，相手のありように
よってみずからが影響されることへの覚悟，そん
な関係のなかに飛び込んでいく，主体的な関与
をしていくという能動的な態度をもさしている
と私は思います。

まとめ

　以上，Aさんと私のかかわりから「言葉が届く」ことについて考察しました。精神科訪問看護に従事しはじめの，何もわからない勢いだけだった私のかかわりを，彼は受けとめてくださり，そればかりか自分の生きる力に変換していきました。自宅でともにアニメのDVDを見て語り合い，東京ゲームショウでは炎天下で一緒に並んで，その1つ1つをとおして彼は自分の世界を広げ自信につなげていきました。時には出先で幻聴が強まり動けなくなってしまったこともありましたが，そのときには私に電話して「帰れないから迎えに来て」とヘルプ出しをしてくれました。その迎えに行って帰ってきた自宅最寄りの駅前で，一緒に食べたラーメンの味は忘れられません。彼の，ぎこちなくもしなやかに生きていく姿に，私は1人の人として学ぶところが多かったです。彼が私のはじめての担当の利用者さんでよかった。この出会いに本当に感謝しています。言葉が届き合ったところに生まれたのは，相手への感謝と，学びでした。

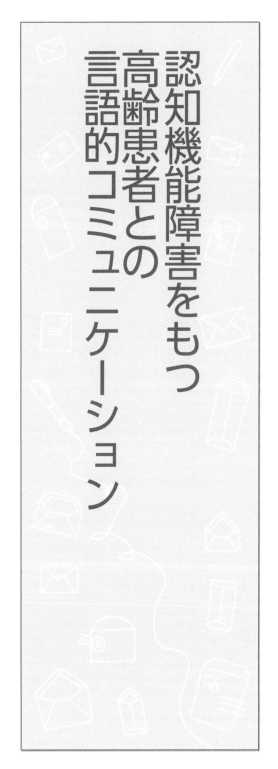

認知機能障害をもつ高齢患者との言語的コミュニケーション

執筆者

▼

一般社団法人水口病院（滋賀県甲賀市）
看護師長
中栄加陽子 なかえ かよこ

はじめに

　筆者はキャリアの大半を精神科病院の認知症治療病棟と身体合併症治療病棟で送ってきた。かかわったのは中等度から重度の認知症患者か，高齢化した統合失調症や精神遅滞の患者がほとんどで，その多くが知的機能の低下や失語により，程度の差はあれ，言語を介したコミュニケーションの困難さを有していた。このような認知機能障害をもつ高齢患者に対する私たち看護師の言葉はどういう意味をもつのか，病棟でよく遭遇する事例を通じて考えてみた。

事例1
「あー！もう，何してんのぉ！」

　廊下で放尿している患者を発見……おむつを替え終わったまさにそのとき，また便が……。下半身裸でとぼとぼと歩いてくるおじいさん。さっき着せたばかりなのに……。精神科病院や介護施設で日常的に見かける場面である。一昔前はこうした患者に対して，数人の介護者が金切声を上げながらバタバタと駆け寄って，天を仰いでため息をつくような場面をよく見かけた。そういう挙動が，事態に直接関係のない患

者にまで緊迫感を伝播させるのだが，当人は気づかない。最近は知識が普及し，そこまで露骨に患者を非難するような言葉かけをする介護者は少なくなった。それはもちろんよいことだ。

　しかし，こういう台詞が妙に温かい介護者がいる。あるベテランさんは，お袋さんの雰囲気で患者を包み込む。介護者の年齢やお互いの性別によっていろいろだが，明るく元気なお嫁さんや，ちょっと頼りない大学生の孫の雰囲気を醸し出す介護者もいる。彼らの声音は軟らかく，表情や態度は穏やかで，決して患者は非難されない。若手看護師Aさんは，おどけた半べそ声で冒頭の台詞を口にしながら，患者のまわりで大袈裟にうろたえてみせる。それに続く「どうしよう，主任さ～ん，助けてくださ～い！」という明るい悲鳴はユーモラスで，「はーいAちゃん，ご苦労さん！」と雑巾を渡す主任とのかけ合いが他の職員や患者の失笑を誘う。彼女は自分が道化を演じることで，失敗から患者を守る緩衝剤になっているかのようである。

事例2
「そんなん言われたら私ら傷つくわぁ」

　中等度の血管性認知症の70歳代後半の男性患者Bさんは，日常生活に多くの介助を要するが，言動は粗暴で介護には強く抵抗する。会話は単純な要求ばかりで語彙も少ないが，罵詈雑言だけはたっぷり残っているという気難しい人だった。私たちは，入浴やおむつ交換には男性介護者を配置し，Bさんの手足を軽く握って叩かれないように防御し，暴言は聞き流し，「ごめんなさいね，すぐ終わるから堪忍ね」「はいきれいになった，ありがとう」など声をかけて介助していた。手足をがっちり抑えつけ，無言で作業するような方法よりはましなつもりであった。しかしBさんにすれば問答無用で大勢に力ずくで嫌なことをされているだけ，介護者側は乱暴な血管性認知症患者という不特定多数に対する業務を淡々とこなしているだけだと私たちは思った。

　私たちはやり方を変えた。手も足も抑えず，たたかれたら「痛い痛い，そんなことしたら痛いやんか，そんなんされたらBさんは嫌じゃないの？」，罵られたら「ちょっと口が悪すぎ違う？　そんなん言われたら私ら傷つくわぁ」などと，非難するニュアンスにならないよう注意しながら返してみた。するとだんだん「そら，そうやなぁ」と穏やかに答えてくれるようになり，やがて私たちはたたかれなくなった。しかし不慣れな職員が以前のように手足を把持して介助すると，Bさんは乱暴に四肢を振り回すのだった。

　私たちは，Bさんの言動を行動心理症状だと割り切りすぎ，受け流すばかりでBさんと向き合うことを怠っていたようだ。私たちの言葉に心はこもっていたか，しっかり向き合おうとしていたか，いい加減にあしらっていなかったか。私たちの姿勢をBさんは感じとっていたように思える。

事例3　「早う殺してほしいわ。
　　　　いつ殺してくれんの？」

　患者さんからこのように言われたら，どのように答えるだろうか。

- 対応1：「そんなこと言わないで。何がつらいですか？」
- 対応2：「3時ごろにな」
- 対応3：「108歳になったらね」
- 対応4：「どうやって？」

　こうして言葉だけ切り取ると，対応1以外は到底，看護師の台詞とは思えない。だがその場でお互いの口調，表情，雰囲気などを見たならば印象は大きく変わるだろう。これは慢性期の統合失調症患者の80代前半の女性Cさんとの会話である。人格水準は低下し，にこにこ笑って1日を過ごすが，何度かは不穏状態になり大声で叫ぶ。幻覚妄想は断片的で固定化し，鮮烈な恐怖は伴っていない。診察では主治医に「毒入りの薬，飲まさんといてな」と頼むのが常だった。冒頭の台詞は毎日何人かの職員に投げかけられる。しかし決してつらそうにではなく，にこーっと満面に笑みを浮かべて穏やかに話しかけてくるのだ。なお，上述した「対応」に続くやりとりは，だいたい以下のようなものになる。

- 対応1：「そんなこと言わないで。何がつらいですか？」「早う，殺して，殺して，殺してぇ！　あー！」（不穏となる）
- 対応2：「3時ごろにな」「いま何時や？　10時か」「お茶飲んで待っとき」「うん」
- 対応3：「108歳になったらね」「そんな待ってへんわ（笑）」「じゃあ99歳」「私，いま何歳や？　80歳か？　まだまだやな」「それまで元気でおってな」「うん」
- 対応4：「どうやって？」「首を切って殺してほしいわ」「怖いわ！　嫌や！　後の掃除もたいへんや！」「そうか（笑）」「毒入りの薬でええんちゃうの？」「ふふ，毒入りの薬

はかなんわ（笑）」

　どういう病的異常体験によって「殺して」になるのかはわからない。しかしとにかく「殺して」を否定すると不穏になり，妄想にそって冗談を交えて会話をするうちCさんは笑顔になることを私たちは知っている。会話内容に意味はなく（あっては困る！），なんとなく続く深刻味のない会話によって醸し出される「いつもの場」の安心感や，笑いを含んだ温かい雰囲気が重要なのだろう。

事例4
「家に電話させてえな」

　Dさんは中等度の血管性認知症の70代後半の男性患者である。1日に何度も「家に電話させてえな」と詰所を訪れる。しかしこれまでの経緯により，Dさんの奥さんはDさんからの電話を快く思わない。Dさんも電話はするものの特に用はない。構音障害と喚語困難のため発語は流暢でなく話も弾まず，つっけんどんな対応をされた挙げ句にすぐ電話を切られてしまう。Dさんはすごすごと自室に戻る……と思うと3分後に「家に電話」と詰所を訪れる。

　「さっき電話して怒られたとこやん」「知らん。電話」そして電話するまで納得してくれず，根負けして何度も電話をかけることで奥さんの態度がさらに硬化し，「電話が来るだけで私の体調が悪くなる」と私たちまで奥さんに怒られる始末。レクリエーションなどで気を逸らす工夫は有効だったが，四六時中それを続けることはできない。ひとたび「電話モード」になると収拾

がつかず，テレホンカードを渡せ・渡さないの押し問答になり，突っぱねて諦めてもらうことも増えた。

このように，すぐ忘れて同じ質問や要求をくり返す患者は大勢いる。その1つの典型が「ご飯，食べてへん」である。それに対する回答として「さっき食べたやんか」が「下」で，「何か食べてもらう」が正解だとすれば，Dさんに対しても「いまかけたとこやん」では解決しないことはわかる。しかし電話をすればDさんは満足するが，奥さんは疲弊して事態は悪化する。私たちは手詰まりになった。

だがもう少し考えてみると，「何か食べてもらう」ことで空腹が満たされれば訴えはなくなるのだが，電話をかけてもまたすぐにかけたがるということは，電話をかけてもDさんは満たされていないということではないか。Dさんの本当のニーズは電話そのものではなく，「やさしい奥さん」や，さびしさを紛らわすことなのかもしれない。

そこで筆者は，電話して奥さんに叱られたDさんに「奥さんも体調悪いって言ってたよ。たぶんそれでイライラしてるだけやわ。少し休ませてあげへん？」と言ってみた。すると「そうやな」と引き下がり，電話の訴えはしばしやんだ。30分後に詰所に来たとき，Dさんは近くにいた看護師ではなく，筆者を指さして手招きし，「電話」と言った。「まださっきかけて30分よ。奥さん，疲れて寝てるよ。起こされたらしんどいよ」と言うと「そうか」と穏やかに自室に戻った。その後，Dさんは電話を要求するとき，こういう対応をする職員を「ご指名」するようになった。Dさんは私たちが思うほどには忘れていない。頻回の要求の理由は物忘れだけではな

く，何度電話しても満たされないからだったのだ。

事例5
Advanced Care Planning：ACP

ACPとは，人生の終末期に尊厳を尊重してその人を支えるべく，生活や医療やケアについて，本人を主体とした意思決定を支援するプロセスである。すばらしい理念だと思う。ただ現実には医療者の関心は，胃ろうなどの人工栄養を行うか否か，DNAR（Do Not Attempt Resuscitation：可能性の乏しい延命治療を行わない）かどうかばかりに集中しているように思われる。

それ以外の，「家に帰りたい」「飛行機に乗りたい」「寿司が食べたい」「生まれ故郷に行きたい」というような患者の言葉に私たちは真剣に向き合っているだろうか。急性の身体疾患を治療する病院はともかく，精神科病院はそこにもっと力を注ぐべきだと考える[1]。そうでなければACPなど医療者にとっての免罪符にしかならない。言語でまとまった意思表示ができない患者でも，言葉の断片や態度から思いを汲み，患者の人生の物語を知り，寄り添うことはできる。こうした努力が患者の生と死の尊厳を支える力の1つになるはずである[1]。言葉が通わなくなったら私たちは患者と関係をもつことができなくなるわけではないのだ[2]。

考察

　私たちは言葉を介していろいろなことを伝え合っている。それは無機質な情報であることも，直接的な感情表現であることもある。言葉そのものに意味はなく，会話という行為を通じて親密さや居心地のよさを共有している場合もある。また「馬鹿だな」とか「すごいね」というような単純な台詞にしても，誰が誰に・どんな場面で・どんな口調で話すかにより，伝わるものは憎しみにも愛情にもなる。毒のある言葉も温かなコミュニケーションになり得るのは，日々のかかわりの積み重ねで育んだ信頼関係があるからだ。逆にていねいな言葉や態度物腰が，よそよそしさしか伝えないことだってあるかもしれない。進行した認知症患者が，言葉で伝えたい事柄は一向にキャッチしてくれないのに，こういう言外のメッセージは敏感に察知することに私たちはしばしば驚かされる。

　筆者は決して，親しみを伝えるためにはぞんざいな言葉遣いをするのがいいと言っているわけではない。本稿では極端な例ばかりあげたが，そのほうが適当ならば当然私たちも敬語を使っている。ただ，患者への敬意を忘れず，お互いの関係を考慮し，どういう言葉遣いが適当か，くだけた物言いが親近感になるか無礼にあたらないかを吟味したうえで，ある程度までそれは許容されてよいのではないかと考えている。バリデーション，ユマニチュード，パーソン・センタード・ケアなどの理論や技法についてあ

らたまって勉強したことなどないベテラン職員が，それに近いことを自然に実践しているのを見て驚くことがあるし，逆もまた時折ある。重要なのは表面的な技巧や言葉ではないと実感する瞬間である。認知症看護やケアにおいてもっとも重要なのは，現れている症状に対応することではなく，病んだ「人」をみて，その苦しみに向き合うことである。それをないがしろにして言葉だけを論ずることに意味があるとは思えない。

　看護師と患者の間には，ケアする人とされる人という立場の違いが前提にあり，どうしても上下の関係になる場合もある。しかしそれをできる限り最小化し，年長者の経験を敬い，生活の知恵に驚嘆し，一緒に活動したり雑談したりするなどして，人と人の対等な立場[3]でのかかわる努力をするうち，私たちと患者は不特定多数同士の関係ではなくなる。患者と看護師という立場や役割を離れ，頑固な職人だった患者Jさんと，無愛想だが実はやさしい看護師Kさんというようなお互いの顔が見えてきて，人と人との関係ができてくる。そのときにようやく，お互いの言葉は一方通行でなくなるのだと思える。

〈引用・参考文献〉
1）中栄加陽子，高橋淳，細井孝章ほか：精神科の長期入院患者へのエンド・オブ・ライフケア．精神科治療学，35（10），p.1125-1130，2020.
2）小澤勲：痴呆老人からみた世界．岩崎学術出版社，1998.
3）木下愛未，下里誠二：言葉に先立つものとは？．精神科看護，48（8），p.72-73，2021.

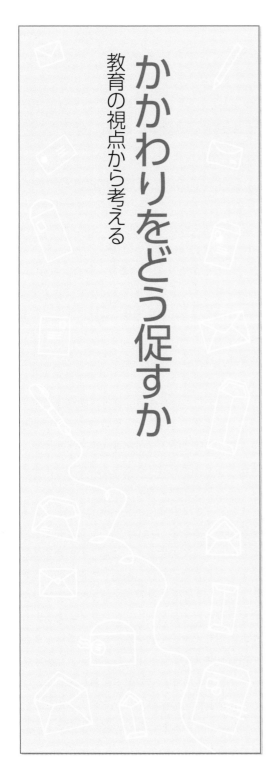

かかわりをどう促すか

教育の視点から考える

執筆者

東邦大学健康科学部看護学科（千葉県船橋市）
教授
渡辺尚子 わたなべ なおこ

「○○世代」とくくって語るときに注意したいこと

　本稿は，患者さんとのコミュニケーションがうまくとれない学生や初任者に対する促しの工夫というテーマです。最初に述べておきたいのは，学生や初任者など「最近の若者」について語るときに，どうしても「ゆとり世代」さらには「さとり世代」というくくりが使われることがあります。こうしたくくり方は，共通の話題のネタとしては使いやすいものですし，ある世代をとらえて「○○世代」とくくって語ることで，何か理解した気分になるのも事実です。また，往々にして「だから△△なのだ」とネガティブに使われやすい。しかし，私たちが行う精神科看護は，「個」として対象をとらえることを基本としています。ですから，できるかぎり「個」として扱い，不得意としている部分ではなく，その個性やユニークさに目を向けていきたいものです。

　ただ，世代によって社会状況が異なるのは事実でしょう。特に情報技術の発展によって，現在私たちは「わからないことはその場ですぐに調べられる（答えらしきものが得られる）」という環境にいます。そういった意味で若い世代の人のほうが，各種のデバイスに慣れ親しんで

ることもあり，比較的「調べ方」は得意であるといえるかもしれません。ここには「答え」に直結するがゆえに，その過程における思考を巡らすことが減り，「じっくり考える」時間が不可避的に取れなくなってしまうということはいえるのかもしれません。

気遣いや配慮ができているという見方

さて，巷間でいわれるのが「『若い人』は雑談ができない」という意見です。考えてみれば，精神科病院で主な入院患者層である高齢化した患者さんと学生や若手看護師との間で，そう簡単に共通の話題が見つけられるものではありません。それこそ世代が違うのです。だからこそ世代を超えた共通の話題としての“一般教養”が必要となるのだろうと思います。

ただ，私のまわりにいる学生もそうですが，最初から「この人にはわからないだろうな」「言ってもわからないかもしれない（から，言わないでおこう，言って困らせてしまうかもしれない）」というような，遠慮のようなものがあるのも事実です。たとえば卑近な例では，学生との雑談のなかで「最近話題の歌手」についての話になったときに，申し訳なさげに，「先生が知っている人だと……」「先生，わからないかもしれないですけど……」という前振りをすることが多い。「失礼な（笑）」とも思いますが，ここには若い世代特有の「自分たちより上の世代とは共通の話題がない」という思い込みもあるのではないか感じています。もっといえば，相手と正面からかかわることへの自信のなさが見え隠れしているようにも思えますし，同時に「相手

に気まずい思いをさせない」というような繊細な配慮ができているともとらえることができます。

教員として個人的に感じること

1）みずからの力で困難な局面を切り開く力

看護大学での経験を通じて，個人的には以前の学生にはよい意味での“冒険心”があったと感じることもあります。つまり，物怖じせずに，いろいろなことを患者さんと積極的に話す学生が多かったように思います（多分に性格的なものもあるでしょうし，こちらのかかわり方に変化があるのかもしれませんが）。ですから，「ほら，いまのタイミングでこんなことをしゃべってきなさい」というような促しは少なかったように思います。そのため，最近の学生の傾向としては，「やり方をいったん見せて示す」というようなワンクッションをおくような指導が多くなったと感じています。

とはいえ，それは手取り足取り，一から十まで教えることであったり，あるいは「学生と同じ目線に立って友だちのように」かかわることであったりとは意味合いが違うと個人的には思います。学生からの教員の評価が，そのまま学校から示される教員への評価につながるという事情もありますが，私の場合はあくまで学生との距離感を大事にし，1人の大人として接するようにしています。そうした距離感を意識的にもたなければ，学生はみずからの力で困難な局面を切り開く力が育たないと思うからです。患者さんがいつまでも患者さんではないように，

学生もいつまでも学生であるわけではありません。いつか独り立ちしたときに，その人自身が困らないような接し方。これは多分に精神科看護らしい「距離のとり方」といえるのではないでしょうか。

2) 実習の進め方での工夫

　とはいえ，あくまで教育側としては学生が患者さんとコミュニケーションをとることをためらったり，怖がったりすることを減らすような手助けや工夫が必要です。そのためには事前の情報を，何を意図して，何を伝えるかが重要となります。ただ，学校教育では限られた授業時間数のなかでは，往々にして精神疾患に関する特徴的な症状を強調して伝えがちです。そうすると学生はインパクトの強い患者像をつくりあげてしまいます。多くの研究からあきらかなように，実習の前に当事者の生の体験を聞くのと聞かないのでは，学生にとっての患者さんへの印象は異なります。簡単にいえば，「妄想などの症状がいつもある人」という印象から，「想像と違って，普通の人」というとらえ方に変わるのです。こうしたことからも，実習に行く前の段階で一度病院に見学に行くといった形で患者さんとかかわる機会は有効です。

　ただ，カリキュラムの都合上，どうしても見学実習などの時間がとれない場合もあるでしょう。私の場合，実習初日の患者さんとの出会い方について，事前にカルテなどから情報を入手しないで，まず受け持ち患者さんとなった方と接するということを推奨しています（もちろんこれは実習病院の理解と協力があってできることです）。長期入院の患者さんを受け持つときなどは特にですが，どうしても事前に情報をみ

てしまうと，「この患者さん，昔，家族に暴力をふるったことがあるんだ……」「包丁をもって暴れてしまった過去がある……」といったような"とても古い過去の情報"を得てしまって，患者さんを「目の前のその人」としてみることが難しくなります。ただし，事前の情報がないぶん，学生なりに看護を展開していくためには，患者さんとのコミュニケーションが不可欠となります。

3) どうしても患者さんとかかわれない学生

　実習では受け持ち患者さんとのコミュニケーションは不可欠ですが，「どうしても患者さんとかかわれない学生」というのは一定数います。患者さんに一言だけ何かを伝えてナースステーションに戻ってきてこもりっきりになってしまうというような学生です。

　そのような学生にどのようなかかわりをするかは後述するとして，実習においてこうした学生は「見逃されがち」という点は述べておきたいところです。つまり，こうした学生の場合，案外と記録内容はある程度しっかりしていることがあります。そのため，よりケアしなければならない学生（実習に適応できなかったり，記録が書けなかったり，そもそも実習に来られなかったりする学生）のほうに配慮が集中しがちで，記録がある程度のレベルで書けていれば「患者さんとかかわれていない」ことが教員や指導者の目に入らなくなってしまいます。この点は教員が配慮しておくべきことでしょう（このことは臨床現場でも同じことが言えると思われます）。

　教育する側が留意することがもう1つ。現在

の, 特に精神科以外の実習指導では, 「受け持ち患者さん以外の患者さんにかかわってはいけない」「(もしかしたら水分制限がかかっているかもしれないので)『学生さん, お水をください』と言われても, 自分の判断で渡してはいけない」「患者さんに頼まれたからといって車いすを押してあげてはいけない」など, なんらかの事故につながるようなことをふまえて, 多くの制限があります。こうした状況を考えると, 学生は「事故を起こすかもしれない」というような不安が, 患者さんと積極的にかかわることを妨げているのかもしれません。

　そのため私の場合 (というか精神看護学実習ではそうしている場合が多いと思いますが), 実習に入るときには病棟にいる全員の患者さんにあいさつをさせていただく機会をもったり, オリエンテーションの際にも, 受け持ち患者さんを取り巻く周りの患者さんともかかわりをもったりすることを学生に推奨しています。いずれにしても学生にとって「患者さんと自由に話してもいいのだ」と思えるような実習の環境づくりが重要です。

4) コミュニケーションを拡げる

　ではこうした学生に対して, どのように接するのがいいのか。

　あくまでこれは私の方法ですが, なかなか患者さんとうまくコミュニケーションできない学生には, 教員である私について受け持ち患者さんに紹介してくれるように頼んでいます。もちろん教員である私は学生が受け持つ患者さんには事前にお会いしているのですが, あえてそのように学生に促しています。すると学生は私について患者さんに「この人は私の学校の先生で,

これこれこういう人です」と紹介してくれます。私という第三者を介することで, 学生と患者さんが比較的スムーズに会話を運ぶことができるようです。そのあと私が「○○さん, また学生をどうぞよろしくお願いいたします」をきっかけに学生を巻き込みながら話し, うまく会話が続けば, 学生に対して「○○時くらいにお話する時間とれますか」と, だいたい10分, 15分後くらいの時間を伝え, 私はその場を離れます。時間を区切ることで, 学生も患者さんとの会話を自然に切り上げることができるのです。

5) 成功体験を積み重ねるためのフィードバック

　これは実習指導のみならず, 臨床でも応用可能だと思いますが, たとえば「あなたがあの患者さんに声をかけたときに, 患者さん, すごくいい表情をしていたよ」「あなたとのかかわりで, 患者さんだいぶ変わってきたね」といったように, その人単独ではなかなか気づけない瞬間を, 適切なタイミングで伝えて, 成功体験の積み重ねを手助けすることも有効でしょう。「自分にはこの仕事 (精神科看護師) は向いていないんじゃないか……」と思い込んでいるスタッフ (学生) にとっては, 先輩看護師からのこうした働きかけは大いにモチベーションとなります。

　また, その看護師を主語にして, 「○○さん, だいぶ患者さんとのこうしたところのかかわり方がよくなってきたね」と, その成長をピンポイントでフィードバックしてあげるのもよいでしょう。

　ただ言うまでもなく, これらのフィードバックが可能なのは, その看護師 (学生) が行う看

護や患者さんの様子を常にしっかり見ているということが前提となります。現実的には臨床も実習指導も，業務は煩雑でスタッフは同僚の看護師や学生の動きを逐一確認するような余裕はないかもしれません。しかし私たち看護師はチームでやっているわけですから，チームの誰かがモチベーションをもって働けるということは，ほかの誰かの業務にも好影響を与えるものですし，ひいては患者さんに対してもよりよいケアにつながるはずです。

「コミュニケーションがとれること」だけが大切なのか

そもそもチームというは多様であるべきで，コミュニケーションが苦手な看護師でも，そのほかの部分で患者さんのケアに活かせる特性があれば，その部分を伸ばしてもらうことで全体のチーム力を向上させていくほうが，「○○さんは患者さんと全然かかわらない」という不満を募らせるよりはずいぶん前向きな発想だと思います。

もちろんコミュニケーションが苦手な看護師を前にした先輩看護師のもどかしい思いも理解できなくはありません。「もうちょっと粘って患者さんと話を続けたらいいのに……」「私は忙しいのに，ずっとこの人はステーションにいる……」「精神科看護がおもしろくないのかな……」などなど。もしそうした思いを抱いている人がいるとしたら，その「もどかしさ」がどこからきているのかを内省したり（その人にとても期待しているのかもしれないし，あるいは自分自身が精神科看護師としての不全感を抱い

ているのかもしれない），「そう思えてしまうチームの力動や環境」について思いを馳せて，自分の精神科看護師としての成長の糧にしたり，チームの改善・向上を図っていったほうが，ずいぶんと建設的なのではないでしょうか。

「回復に寄与する言葉」はあるのか

どのような患者さんに対しても適応できる「魔法の言葉」は精神科看護において存在しないのだと思います。いや，見方をかえればすべてが「魔法の言葉」になりうるのかもしれない。そのときの患者さんや看護師のおかれた状況や関係性，その言葉が発せられるタイミング，言葉以外の表情や態度，雰囲気などの多くの要素が幸運にもうまく噛み合うことで，患者さんに「回復に寄与する言葉」と解釈してもらえる言葉が生まれるのだと思います。そしてそのベースにあるのは，看護師が患者さんに関心を寄せ，精神看護におもしろさ（知的好奇心）をもっている，ということではないでしょうか。もちろん，そうした姿勢で発せられるすべての言葉が患者さんに伝わるかといえば，そのように都合よくはいきません。

しかし最低限の態度として，関心を寄せ，その人のことを想って伝えるその姿勢が，（いまでなくてもいつか）患者さんに響くときがくるかもしれないという希望をもつことはもちろん許されています。

患者さんへの関心，寄り添う姿勢，そして自分の行っている看護に少しでもおもしろさ（知的好奇心）を持ち続けていること，そのすべてがいつか魔法の言葉につながると信じて，私た

ちは看護を続けているのではないでしょうか。

どうしたら看護師は
患者に関心をもつことができるのか

　患者さんに関心をもつ，看護職として当然ですが，それは目に見えるものではありません。どのような姿勢で看護職や病院スタッフがかかわっているかは，長い目で見れば，退院率や外来受診の患者数，病院のよい評判などに必ず結果として現れると思うのですが，なかなかすぐにはわかりません。初任者や学生の立場から考えると，やはり，一緒に働く先輩，仲間，実習指導者や実習病院で働いている看護スタッフや職員，精神看護学を教える教員，そのような身近な人々が楽しそうに仕事をし，患者さんに関心をもって働いている姿が影響していくと思うのです。

　その姿は，「精神科看護っておもしろいのかも」と思うきっかけとなり，何かを調べたり，勉強を始めたり，仕事を続けるモチベーション

になり影響しあって，患者さんへの"いままで以上の関心"につながっていくのだと思います。まわりが気をつけなければいけないのは「ほら楽しいでしょ」と言葉で押し付けないこと。ダイレクトに伝えるその言葉は，興味のない人にとっては単なる押し付けであり圧力にしか感じられず，もし彼らが枯渇しそうな状況であったら，そのエネルギーをさらに吸い取りかねないと思うのです。見られている先輩看護師自身が精神科看護は楽しいと思えるモチベーションを維持することが大切なのではないでしょうか。

　それには職場環境も重要です。病院の管理者は，よい看護をできるよう，時間や場の提供を考えるなど，組織として取り組む必要があるかもしれません。みんな興味があるから，いま精神科看護に関する本や雑誌を読んでいたり，仕事を続けている。自分から研修会に行こうとは思わないけれども，背中を押す何かがあればそれがきっかけとなって，自ら学んでいくことだってある。みんな小さな灯はもっていると思うので，少なくともまわりが吹き消すこととないよう，みんなで育てていきたいものですね。

みなさんからの研究論文や実践レポートを募集しています

●**精神科看護に関する研究，報告，資料，総説などを募集します！**

　＊原稿の採否

　　(1) 投稿原稿の採否および種類は査読を経て査読委員会が決定する。

　　(2) 投稿原稿は原則として返却しない。

　＊原稿執筆の要領

　　(1) 投稿原稿に表紙をつけ，題名，執筆者の氏名，所属機関，住所，電話番号などを明記すること。

　　(2) 原稿はA4判の用紙に，横書きで執筆する。字数は図表を含め8,000字以内とする。

　　(3) 原稿は新かな，算用数字を用いる。

　　(4) 図，表，および写真は図1，表1などの番号とタイトルをつけ，できる限り簡略化する。

　　(5) 文献掲載の様式

　　　　①文献のうち引用文献は本文の引用箇所の肩に，1），2），3）などと番号で示し，本文原稿の最後に
　　　　一括して引用番号順に掲載する。

　　　　②記載方法は下記の例示のごとくとする。

　　　　　ⅰ）雑誌の場合　　著者名：表題名，雑誌名，巻（号），ページ，発行西暦年次．

　　　　　ⅱ）単行本の場合　編著者名：書名（版），ページ，発行所，発行西暦年次．

　　　　　ⅲ）翻訳本の場合　原著者名（訳者名）：書名，ページ，発行所，発行西暦年次．

　　(6) 引用転載について

　　　　ほかの文献より図表を引用する場合は，あらかじめ著作者の了解を得ること。

　　　　またその際，出典を図表に明記する。

●**実践レポートや報告もどんどんお寄せください！**

　職場での実践報告や看護の工夫などをお寄せください。テーマは問いません。研究目的，方法，結果，考
察など研究論文の書式にとらわれなくても結構です。ただし，実践の看護のなかでの報告・工夫に限ります。
8,000字以内でまとめてください（図表・写真含む）。原稿の採否については編集委員会で検討します。

●**読者のみなさんとともにつくる雑誌をめざしています！**

　「クローズアップの取材に来てほしい！」「こんな特集をしてほしい」「この記事は面白かった，役に立った」
など，思い立ったことやご意見などもお気軽にお寄せください。お待ちしております。原稿のデータはメー
ルで下記の送付先までお送りください。

送付先・お問い合わせ ──────────────────────

（株）精神看護出版編集部

〒140-0001　東京都品川区北品川1-13-10　ストークビル北品川5F

TEL. 03-5715-3545　FAX. 03-5715-3546　E-MAIL. ed@seishinkango.co.jp

特別記事

システマティックレビューの重要性と臨床への応用
抄読会をとおしてエビデンスを「つたえる」，そして「つかう」へ

SR（Systematic Review）の重要性

　筆者はこれまでに多くの研究テーマにおいて文献レビュー（研究テーマに関する論文や著作物の概要や評価をまとめること）を行ってきたが，文献レビューを系統的に行うシステマティックレビュー（SR：Systematic Review）を学ぶため，先日，The Japan Centre for Evidence Based Practice（JCEBP）主催の「Comprehensive Systematic Review Training Program」を受講した。SRはコクラン共同計画（The Cochrane Collaboration）が有名ではあるが，その看護版であるジョアンナ・ブリッグス研究所（Joanna Briggs Institute：JBI）がある。JCEBPはJBI提携センターである。この受講をきっかけに現在，SRのプロトコール（研究計画書）を記載し，

●〈執筆者〉

矢山 壮　　ややま そう[1]
的場 圭　　まとば けい[2]
手嶌大喜　　てしま たいき[2]
大達 亮　　おおだち りょう[3]
梶原友美　　かじわら ともみ[3]
植木慎悟　　うえき しんご[4]

1）関西医科大学看護学部（大阪府枚方市）講師
2）同 助教
3）大阪大学大学院医学系研究科保健学専攻（大阪府吹田市）助教
4）九州大学大学院医学系研究院保健学部門（福岡県福岡市）准教授

実感しているのがSRの重要性である。

　このSRの重要性を精神科看護の臨床現場に届けたい思いが強くなった。有志のメンバーでSRの抄読会を開催し，精神看護にかかわるエビデンスを臨床現場に「つたえる」場をつくる予定である。今回はそれに先立ち，SRとは何か？エビデンスとは何か？　ということを簡単に説明したいと思う。くわしくはSRの専門書も紹介するが[1]，ここではSRの重要性に重点をおいて説明する。

SRとは何か

1）「研究によるエビデンス」としてのSR

　まずはSRとは何かについて説明したい。簡単にいえばもっとも信頼できるエビデンスを提供してくれる論文である。エビデンスという言葉は多くの方が耳にしたことがあると思うが，SRから少し離れるが，とても大事なワードなので，まずエビデンス，EBP（Evidence-based Practice）とは何なのかについても説明する。

　エビデンスとは直訳すると「根拠」である。多くの看護師が看護学生のときに，指導者や教員から言われた経験があるであろう「（とても上からの目線で）根拠は？」の，あの「根拠」である。私も言われた経験がある。

　あのときに，SRを知っていたら……と悔やま

れる。看護ケアを行ううえで，伝統的に行っている病棟独自の方法や先輩や上司がやっている方法だからという理由で看護ケアを行っていては患者にとって最善のケアとはいえない。エビデンスにそって実践することが重要である。ここでのエビデンスとは「科学的根拠」を示し，研究結果から得られた根拠を示す。この研究結果をたくさん集めて，まとめた論文（文献レビュー）がSRである。EBM（Evidence-based Medicine）やEBN（Evidence-based Nursing）という言葉は聞いたことがある人が多いと思う。近年ではEBPという「エビデンスにもとづいた実践」も重要である。「研究によるエビデンス・臨床の専門知識やノウハウ・患者の体験や嗜好・そのほかの手堅い情報を基盤とした臨床家・患者・その他の重要人物の間での意思決定を共有するプロセス」と定義されている[2]。このうち，「研究によるエビデンス」がゆるぎない事実と称されるのがSRである。

2) エビデンスレベルと研究の質

ここでSRの重要性を理解するうえで，強調しておきたいことが2つある。

1つ目はSRが"システマティック"であることである。システマティックとは「系統的」と訳される。要は徹底的に世界中の論文をかき集め，厳密な基準を用いて質の評価をすることである。数々の論文データベースから研究テーマに応じた論文を基準にのっとって選定作業（2名以上）を行っていき，レビュー論文としてまとめる。

2つ目は研究結果をたくさん集め，質の評価を行う際に大切なこととして，エビデンスレベルと研究の質について理解しておくことである

る。エビデンスレベルが高い研究とは介入やケアを行うこと以外は公平になるように，対象者を無作為に介入群と非介入群に分け，その効果の影響を比較し，評価する無作為化比較試験（randomized controlled trial：RCT）などをさす。逆に1人の患者を対象に介入やケアを行った研究や科学的データによる根拠にもとづかない専門家の意見はエビデンスレベルが低くなる（図1）。

しかし，エビデンスレベルが高い研究方法であったとしても，一概に研究の質が高いとは言えない。たとえば，認知行動療法の介入効果を検証したRCTであれば，十分な数の対象者を集め，研究者も対象者も介入群（認知行動療法）と対照群（認知行動療法以外の介入もしくは何もしない）のどちらの群に振り分けられたかわからないようにランダムに分け，あらかじめ計画した手順どおりに認知行動療法を実施し，再発率や抑うつなどを介入前後で評価を行うことなどが質の高い研究といえる。

反対にRCTでも，対象者の数が十分ではなく，研究者や対象者の盲検化ができていなかったり，適切な評価方法でなかったりすると研究の質は低くなる。SRを行う際には集めた論文1つ1つに対してこの質の評価を行う（JBIでは13項目ある）。

以上，紹介したSRの方法はごくごく一部に過ぎず，厳密な手順にのっとって遂行していくため，SRを実施するには労力と時間が膨大にかかる。この労力と時間がかかった賜物がSRであるため，とても価値の高いものである。筆者が強調するSRの価値がおわかりいただけただろうか。ここで補足だが，研究の意義がSRに

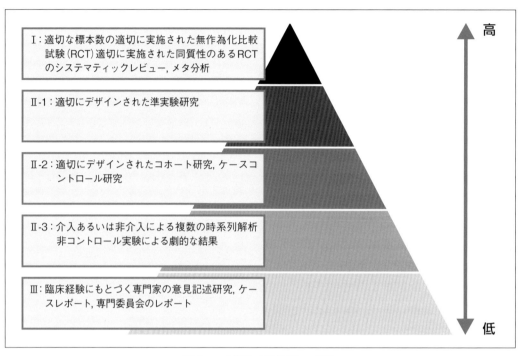

図1　エビデンスピラミッド[1]

表1　JBIのエビデンス情報[2]

エビデンスサマリ (Evidence Summaries)	一般的な治療行為や活動に関する既存の海外論文を要約した文献レビュー
推奨される実践 (Recommended Practice)	あらゆる利用可能な根拠にもとづいた，幅広い臨床分野の解説や推奨事項を提示する処置データ
ベストプラクティス情報シート (Best Practice Information Sheets)	診療にかかわる医療専門家向けに特別に作成された一連の情報ガイドライン・シート
SR (Systematic Reviews)	訓練を受けたJBIのレビューアーが作成した，海外研究文献の包括的かつ系統的なレビュー・コレクション

より説明できるため，研究者が研究を行うためにはその研究テーマのSRを行うことが重要であると考える。筆者が博士課程のときに研究交流する機会をいただいたフィンランドのオウル大学の博士課程のほとんどの学生がSRの発表を行っており今後の研究について発表していた。日本の博士課程でもSRは必須とすべきで

あろう。

　JBIは治療よりもケアに重点をおいたヘルスケア・エビデンス情報を集積・発信する機関であるため[2]，さまざまなエビデンス情報を発信している（表1）。1本のSRは100ページ近くもあるため，忙しい臨床の看護師が読むことは容易ではない。そのため，そのポイントをわかり

やすく実践に即した形でまとめているのが「推奨される実践」である。これらを日本語に訳してコメントや考察を入れている本[2]も出版されているため，参考になるかと思う。

このJBIはEBPを実践していくために，エビデンスを「つくる」「まとめる」「つたえる」「つかう」という重要な4つの段階で示された「エビデンスサイクル」を掲げている[3]。冒頭で述べたように筆者らは興味のある精神看護にかかわる研究テーマのSRを読み，クリティークする抄読会を開催する予定である。クリティークとは「批判的に論文を吟味すること」であり[4]，論文を読むときのみならず，論文を書くときにでも役立つスキルである。抄読会でSRをクリティークしながら，どのように臨床に役立つか，ディスカッションした内容を今後，紹介できればと思っている。これによりエビデンスサイクルの「つたえる」部分に貢献できるのではないかと思っている。

筆者が看護研究者としてやりたかったことの1つは，臨床実践家が抱えている問題や困難を解決するための研究を一緒に行うことでエビデンスを「つくり」，そのような研究を「まとめ」，「つたえ」，臨床実践家が「つかう」というエビデンスサイクルを臨床実践家とともにまわすことであった。幸いにも多くの熱い臨床実践家がまわりにいるため，その夢を実現するために，まだ，筆者ができていない「まとめる」ことであるSRの作成を進めていきたい。

臨床で研究を行うことの意義 ―おわりに代えて

臨床現場で活躍されている読者が多いという

ことで，ここで最後にこれから臨床にて看護研究に取り組もうとしている読者に向けて一言。看護研究を実施するというとは上記で述べたエビデンスサイクルのエビデンスを「つくる」過程であること意識してほしい。看護研究は臨床研究であることがほとんどであるため，エビデンスの種は臨床現場に落ちている。そのため，臨床の実践者が感じる「あれ？」と思う違和感や「AじゃなくBのほうがいいんじゃないか？」という感覚がエビデンスの種になる。ここから研究が始まり，実施してみると「やっぱり違和感は間違いではなかった」「Bのほうが効果的だ」ということがわかり，論文にまとめることで，1つのエビデンスを「つくる」ことにつながっていく。これだけでも，同じように違和感がもっている他病院の看護師がこのエビデンスを「つかう」ことで同じような効果が得られるかもしない。ただ，1つの論文の結果だけではまだまだ弱いエビデンスであるため，異なる対象者で同じような研究を行い，論文にまとめることをくり返すことで，これが後々，システマティックレビューの種となり，より強固なエビデンスとなる。そしてEBPへとつながっていくのである。

RCTや高度な統計手法を使ったエビデンスレベルの高い研究ができなくとも，適切にデザインされたものであれば質の高い研究といえ，価値がある研究となるため，適切に看護研究を実施することはエビデンスを「つくる」過程を担っているのである。そのため，研究を始める前には，その研究テーマが過去にどのような研究が行われているのか，先行研究を調べることからはじめてほしい。エビデンスの確認である。医中誌Webが有名ではあるが，いまはgoogle scholarなど無料で使える検索サービスもある。

　研究を進める過程で，どのような方法で行うのがいいのか，何を評価指標にすればよいのかなど多くの疑問が出てくるだろう。その際には知り合いの大学教員や実習で病院に出入りしている大学教員に声をかけるとよいかもしれない。おそらく，大学教員であればエビデンスを「つくる」過程を経験しており，もしかしたら，エビデンスの種を探しているかもしれない。これまで筆者は臨床の実践者が花を咲かせたいエビデンスの種を聞いて，花を咲かせる支援してきた。筆者たちはぜひ，この臨床の実践者がエビデンスを「つくる」過程を支援していきたい

と思っているので，気軽にお声かけいただきたい。

〈引用・参考文献〉
1）牧本清子：エビデンスに基づく看護実践のためのSR．日本看護協会出版会，2013．
2）植木慎悟：JBI推奨すべき看護実践 海外エビデンスを臨床で活用する．日本看護協会出版会，2020．
3）渡邊浩子，山川みやえ，牧本清子：EBPとは 日本における現状と課題．看護研究，54（3），p.177-184．
4）牧本清子，山川みやえ：研究手法別のチェックシートで学ぶよくわかる看護研究論文のクリティーク第2版．日本看護協会出版会，2020．

ハワイ州立病院での
トラウマインフォームドケア

去る，2021（令和3）年8月21日にZoomでチャールズ・セントルイス氏（写真1）にハワイ州立病院でのトラウマインフォームドケアの現状についてお話をうかがった。当日は，日本から17名の方がZoomに参加した。今回，この貴重なお話を，ぜひ多くの方にご紹介したいと考えて掲載することになった。まず，セントルイス氏について紹介し，現在就職しているハワイ州立病院について概要を記した後に，Zoomでのセントルイス氏の発言をもとに，ハワイ州の入院精神医療などの概要を紹介する。そして，ハワイ州立病院でのトラウマインフォームドケア導入の現状を表わし，最後にセントルイス氏が考えるこれからのビジョンについて紹介する（川野）。

はじめに

　チャールズ・セントルイス氏（RN, MS, CNS）は，ハワイ州立病院でしばらく働いた後にカヒ・モハラ・ビヘイビア・ヘルスで病棟師長，ハワイ州最大の総合病院クィーンズ・メディカルセンターの思春期・青年期精神科病棟の病棟責任者として務め，再度カヒ・モハラ・ビヘイビア・ヘルス（Kahi-Mohala Behavior Health：通称，カヒ・モハラ）にて病院管理者，その後，カリフォルニア州にある病院管理者のコンサルテーションを行うHeritage teamでコンサルテーション・管理を行い，昨年からハワイ州立病院の看護師長に就任した。

　チャールズ・セントルイス氏は，このように33年以上にわたって精神科看護に携わり，看護管理者，リスクマネジメントのディレクター，などの役職を歴任してきた。そして，ハワイ大学マノア校およびハワイ・パシフィック大学看護学部の非常勤教員で，トラウマに配慮した強制性のないケアに関する論文を執筆し，その成果を日本のJournal of Nursing Administrationでの特集記事や，International Journal of Psychiatric Nursingに掲載されている。

ハワイ州立病院について
（写真3，4）

　ハワイ州立病院は，ハワイ州唯一の公立の精神科専門病院で，1962年にカメハメハ大王が精神病者の治療施設を開始し，1930（昭和5）年にオアフ島があるハワイ州カネオヘ市の現在地に精神科病院として設立された。カネオヘ湾を見渡し，後ろにはコオラウ山脈があり，いつも貿易風が吹いている穏やかな環境である。自動車専用道路（ハイウェイ，H3）が通り，交通の便がよい。第二次世界大戦の後1959（昭和34）年にハワイ州立病院と名称を変更した。その後，時代の変化とともに治療内容や施設が改変された。東京ドーム9個分の広大な土地に，コテージ風の病棟が7つあり，外来患者の共同住居がある。筆者（河野）が6年前に訪問したときは，入院患者のほとんどが

ハワイ州立病院（アメリカ合衆国ハワイ州）
看護師長

チャールズ・セントルイス

心の相談室荻窪（東京都杉並区）
室長

川野雅資
かわの まさし

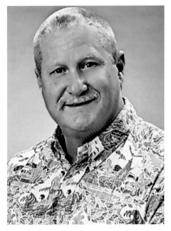

写真1　チャールズ・セントルイス氏

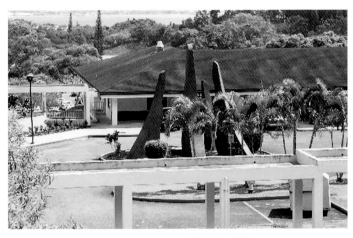

写真2　ハワイ州立病院の外観

ハワイ州全域から成人の司法精神障害者（触法患者），物質依存との重複診断患者および支払い能力がない患者だった。院内には法廷，フィットネス室，そしてアンガーマネジメント，物質依存，SST（生活技能訓練）の集団療法室がある。そしてWi-Fiが使用できる。治療としては，心理社会的リハビリテーションとして，広大な畑での園芸療法をはじめとする多様な作業療法，リクリエーション療法，社会支援を行い，霊的ケア／宗教的サービス，などを実施している。

　2017（平成29）年にロナルド・サイトーという重篤な精神障害を有する司法精神障害者が病院から抜け出し，タクシーに乗ってチャーター便でマウイに行き，さらに航空機でカリフォルニアに行った，ということがあり，大きなニュースになるとともに「警備がゆるい」という批判が起こった。こうした批判がトラブルに対するスタッフの恐怖心をもたらし，危険行動や離院を防止するという監視的・強制的な方針と実践につながっている。しかしながら，ここ4〜5年の間に司法精神障害者が少なくなった。それでも，司法精神障害者の入院治療を行うので安全な治療環境が求められている。

　2021年に4階建ての新病棟（Goddard buildingゴダード棟）

144床が新設された。ゴダード棟の1つの階はすべて個室で，別の2つの階は2人部屋である。この2人部屋は一室が2つに分かれているように設計してあり，かつそれぞれの患者のベットは並行ではなく，足元が向かい合うように設置してある。各室のドアの上にセンサーがあり，トイレは患者が入室するとランプが点滅する。ホールのテーブルやいすはシンプルだがカラフルで清楚である。これらの設計や備品はさまざまなスタッフが意見交換して決定した。

　ハワイ州はCOVID-19の感染が再度拡大し，大きな庭は現在使用せず，囲われている小さいア

クオポニック（水産養殖と水耕栽培を組み合わせた循環型生産システムの水槽がある）の庭を使用している。2020年から家族の面会ができず，Zoomのテレビ会議式面会を行っている。食事は，それまでは全員がカフェテリアに移動して食事し，その後に広い庭でくつろいでいたが，それぞれの病棟での食事になった。他職種の治療者が病棟に来て治療することができずに，治療プログラムにも制約が生じている。

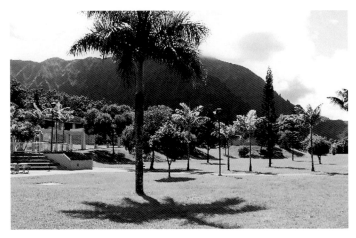

写真3　自然が残る病院の庭

ハワイ州の入院精神医療

ハワイ州の入院精神医療は，児童思春期の専門病院であるカヒ・モハラと成人の精神障がい者のAdventist Health Castle，退役軍人病院そしてハワイ州立病院があり，クイーンズメディカルには児童思春期のファミリーガイダンスセンターという病棟がある。ちなみに，ハワイ州にはそれぞれの地域精神保健センターがあり，精神科医のクリニック，開業看護師のクリニック，中間施設，クラブハウス，ホームレスの支援施設，ボーディングホーム，児童の予防サービスクリニック，ピアサポートグループなど多種多様の地域精神保健医療福祉サービスがある。

ハワイ州立病院での導入の現状

トラウマインフォームドケアの導入に関して，ハワイ州立病院での導入が始まっているが，まだ十分であるとはいえない。以前にも一度，トラウマインフォームドケアの導入を試みたが，そのときにはあまりよい導入の戦略をとっていなかった。

これまでとは異なる新しい方法を導入する場合に，専門的な知識を用意していなければ，その哲学の意味を理解するのに時間がかかる。それは，カヒ・モハラでも同じであった。トラウマインフォームドケアを導入するときに往々に

して起こることは，その原則ではなく，"共謀"や"拘束"を減らすことに焦点があたりすぎるということである。多くの新しい取り組みが失敗に終わるのは，主にそうした理由による。ただハワイ州立病院では，早い時期にトラウマインフォームドケアの哲学を導入し，現在，さらなる教育を進めているところである。

専門的知識をもつ人員の不足

（具体的な導入や教育に関して）ハワイ州立病院では，臨床心理士が新入教育のなかでトレーニングモジュールを提供している。内容は，「精神障がい者のトラウマ体験，トラウマ反応としてあらわれ

る行動」という，患者側の反応に焦点をあてた内容で，スタッフがトラウマ体験を被っている患者に対するケアや行動という側面は含まれていない。

トラウマインフォームドケアに関するトレーニングや臨床指導を提供できる専門家は少ない（600人のスタッフに対してセントルイス氏と Joan Parker 氏〈RN, APRN, CNS〉の2名）。また，ハワイ州立病院のスタッフはほかの病院での経験がないスタッフが多く，ハワイ州立病院での方法でケアを行うことに慣れているため，そのことがトラウマインフォームドケア導入に際しての障壁となっている。

トラウマインフォームドケア導入に関する組織の理解については，ハワイ州立病院の看護部長（Lani Tsuneishi 氏, RN, MSN, CNS）は，何年も前からのチャールズ・セントルイス氏の同僚で，彼女はハワイ大学看護学部の博士課程の学生でもあり，強力なサポートをしてくれるが，精神科の看護師としての経験が少なく，専門知識はあまり豊かとはいえない。

病院の管理者（Run Heidelberg 氏, RN, DNP, APRN-Rxis）は看護師で，Run 氏は博士号を取得しかつ処方権をもつ Advanced Practice Registered Nurse（APRN）である。Run 氏はハワイ州立病院でナースエイド（看護補助者）としてキャリアを始めた。1980年代後半から現在まで，彼はほかの病院で働いたことがない。前述のように，ほかの病院での経験がなく，ハワイ州立病院の方法で物事を行うことに慣れているため，このことも大きな障壁といえる。実際に見たり経験したりしたことがなければ，さまざまな別の方法があることを知るのはとても難しいものである。

トラブルへの恐怖心

ハワイ州立病院は主に触法専門精神科病院として認識されるようになっていることもトラウマインフォームドケアを導入する難しさの要因である。興味深いことに，3〜4年前に入院患者さんが劇的に変わった。ハワイ州の精神医療システムは，刑事事件を起こしていない患者を州立病院に入院させることをやめたからである。現在は4名から5名くらいの触法精神障害者が入院しているだけになった。

しかしながら，従来より，ハワイ州立病院では，患者をメンタルヘルスのサービスを提供する対象というよりは，犯罪者として見る傾向が強く，これはスタッフが患者に対して共感を示す接し方をする（つまりトラウマインフォームドケアを行う）うえでの大きな障壁となっている。

最近の実例で，ある患者は自分の銀行口座から2,000ドルのお金を下ろして家族に渡したいと考えていた。しかし，病院の指導者たちは，そのお金を使って患者がどこかへ逃亡してしまうのではないかと考えてその要求を認めなかった。米国ではあらゆる環境で患者の権利が標準的に認められており，自分のお金を自分で管理することは，米国のすべての州で患者の権利となっている。しかしながら，ハワイ州立病院ではこのようなことが続いていて，強力な安全を重視した管理するという文化がいまもある。そこには，「警備が緩い」という社会的批判を恐れる心理が働いている。

労働組合の存在

ハワイ州立病院の労働組合が非常に強い存在感とリーダーシップを発揮している。それが，トラウマインフォームドケア導入に際しての別の大きな障壁になることがある。たとえば，患者に対して虐

表1　精神科病院以外の環境（訪問看護，クリニック，在宅医療）におけるトラウマインフォームドケア

- トラウマインフォームドケアの基本的な考え方をすべて適用する
- タスクの完了ではなく，治療的な関係の確立と維持にまず焦点をあてる
- トラウマへの認識をもつ。コンプライアンス違反や抵抗など，患者の望ましくない行動はトラウマにもとづいていることがある（回避や闘争・逃走型の反応も同様）
- 助けにならない患者の行動を，症状である，個人的なもの，あるいは否定的に見ない
- メンタルヘルスのニーズや行動に対して常にスティグマを減らす（ノーマライゼーション）
- 目標や成果が達成できない場合でも，ほかの医療チームがケアへのニーズをよりよく満たす方法を理解できるように助ける

待や有害な行為を行ったスタッフが，再就職することが許されているというケースがあり，このことに多くのスタッフが落胆する，ということがある。

患者との治療同盟

精神科病院に限らず，訪問看護，在宅ケア，クリニックにおける適切なケアについて考えるとき，トラウマインフォームドケアの基本原則が基本になる（表1）。まず患者との強力な治療同盟をもつことに価値がある。しかし，ケアの評価，検査，バイタルサイン，身体検査など，私たちが行わなければならない業務は多忙であり，それゆえ「患者が快適に過ごせているか」ということへの確認が抜け落ちてしまいがちになる。患者が抵抗したり，コンプライアンスを守らなかったりする行動は，医療機関や医療従事者に対する過去の否定的な経験の表れである可能

性が高いことを理解する必要がある。極端なケースでは，トラウマを抱えた患者さんの典型的な反応である，強い反発や闘争・逃走反応が見られることもある。

スティグマによる治療への影響

表1のなかでもあげたとおりスティグマは日本でもまだ課題となっているだろうと思う。私たちは，精神疾患について多くの人々に理解してもらうために，絶えずスティグマに対処しなければならない。また臨床家にとっても，患者をスティグマにもとづいた否定的なとらえ方をすることで，その人を「全人的な観点（holistic perspective）」からみることを難しくさせる。ハワイ州ではスティグマについてはかなり改善しているが，それでも路上生活者に対して先入観をもっている。路上生活者のなかには精神疾患を有してい

る人も少なからずいる。

患者によっては反抗的で気難しく，あるいは歪んだ性格をもっている場合がある。表2はそうした患者への適切なかかわり方の戦略について示した。

（チャールズ・セントルイス氏の）妻のメリリー（Merrille）は，臨床ソーシャルワーカーである。彼女は，アメリカ合衆国退役軍人省で，医療システムを混乱させたり，困難な状況にある患者の管理をサポートするというユニークな仕事をしている。アメリカ合衆国退役軍人省では，サービスやケアにつながることを確保するための取り組みが課題となっている。それは，特に振る舞いや行動に課題がある退役軍人がサービスを求めても，医療者が拒否したりするなど，治療への消極的な姿勢があることである。たとえば，医師の対応が適切でなかったことに対して，退役軍人がハンガーストライ

REPORT

キをした。退役軍人は，本当にハンガーストライキをしたいわけではなかったであろう。しかしながら，援助者は，ハンガーストライキの奥にある感情やそのもとになるトラウマについて考えようとしないで，現れている望ましくない行動に反応する，ということがある。

反抗的な患者やメンタルヘルスに関する対応に慣れていないスタッフは，初期の介入で「そのような行動は許されません」という，非常に失礼な言葉を発することがある。これは「患者の反抗的な態度」に対してとりがちな対応ではある。しかし，それが最初のアプローチであってはならない。もし，そのような対応をすれば，おそらくその状況はエスカレートし，その行動を強化し，助長することになる。地域精神医療の場では，このように慣れていないスタッフに対して「リエゾン」としての役割をとって，スタッフに攻撃的な行動の奥にはトラウマ的な体験があり，その結果として攻撃的な行動として現れているということを教育する。そのことで患者は，利益を受けることになる。そのため，こうした立場を「教育者」と表現してもいいが，「リエゾン」として

の役割と表現したほうが適切かもしれない。

患者が現わしていることをそのまま受けとめる

たとえば，怒りを現しているクライアントがいたときに，その怒りを現わしていることをそのまま受けとめる。それはたやすいことではない。患者が現している怒りをそのまま受け止めるためには，トラウマインフォームドケアのマインドをもつことと，自分自身の感情や反応に気づくことが重要である。

患者のニーズに応える信念こそ

行うべきは，患者の心配事や感情に共感し，それを検証するといった介入の方法で，まだそうした介入が十分になされていないと感じている。この介入によって，反抗的な態度を示していた患者はより積極的に協力してくれるようになる。難しい状況でこうした態度をとるのは難しいものだが，スタッフがとても思いやりがあり，とても共感的で，患者のニーズに応えようとする信念をもっているならば，そして「私たちは患者のためにここにいる」という信念や気

質をもっているのならば，それは可能である。

必要なのは，常に関係のあり方を見直し，患者に対して協力的なパートナーであることである。特に，患者と目標を共有することは重要で，地域ケアではなおさらである。地域でのケアでは，患者の選択肢が多くある。選択肢が多くある患者のニードを尊重する姿勢が大事である。一方で，病院では，患者は医療者にとって「囚われた聴衆（captive audience）」であり，それほど多くの選択やオプションをもちあわせてはいない。このことは留意しておくべきである。

ハワイ州立病院では，1年ほど前からエンゲージメントラウンドを開始した。エンゲージメントラウンドでは，医療者が患者に対して，「何か必要なものはありますか？」「何かお水でもお飲みになりますか？」「その椅子に座っていて心地よいですか？　ほかの場所に座ったほうがいいですか？」といったような心配りをとおして，患者がなんらかの選択を決断できるようになり，エンゲージメントのプロセスが始まる。

最後に，表2で示した患者へのかかわり方で1つ強調しておきた

表2　地域社会での挑戦的な行動や敵対的な行動に対する対応方法

- ケアやサービスの提供を拒否したり，中止することはしない
- 無礼や怒りの行動に対しては，相手に対して共感を示し，その心配事や感情を検証しながら，穏やかに制限を行う
- 無理な要求をされた場合に，どのようなケアやサービスを提供できるかということに焦点をあてる
- 希望や安心の提供（患者のヘルスケアに関するニーズを満たすために支援者は存在する）
- 過去のケアに対する不満の話はせず，現在のニーズを満たすことが目的であることを考える
- 正当な目的をもたない質問や発言は受け流し，内省をうながす（use reflection）

いのは，「過去のケアに対する不満の話に対して弁解せず，現在のケアがお互いにめざしているゴールに向かっていることを話題にする」ということである。現在の患者のニーズに対して何が提供できるかに焦点をあてる。つまり患者の過去の出来事へのこだわりをあまり気にしないようにして，現在，あるいは未来のことにフォーカスをする。この有効性は強調しておきたいと思う。

● セントルイス氏が考える これからのビジョン

　私（セントルイス）は病院の組織文化をトラウマインフォームドケアに適ったものへ変えるための，もっとも効果的な実施方法はSAMHSA（The Substance Abuse and Mental Health Services Administration：米国連邦保健省薬物依存精神保健サービス部）が提案している「Six Core Strategies©」だと信じている。

　現状，ハワイ州立病院ではトラウマインフォームドケアのためのシニア・リーダーシップのサポートはあるが，トラウマインフォームドケアのトレーニングや，それを成功裡に導入するための専門知識はまだ十分ではない（過去に行った導入の試みは失敗してしまった）。

　一方で，ハワイ州立病院にはケアを決定し推進するために利用できるデータがあり，それは率直にいって非常に洗練され，価値がある。ただ，ケアに関する決定を行う局面でスタッフがデータを共有できるようなシステムとプロセスが不足している。

　トラウマインフォームドケアの組織をあげての導入・実践のために，なんらかの教材を用意することも1つの方法だし，変化することへの抵抗やトラウマインフォームドケアのアプローチへの自信のなさが存在するならば，スタッフがやる気をなくすことがない形

で，旧来の理念を打ち破り，疑念や誤解を払拭する方法を知っている専門家が必要になる。

　これは，組織変革を行うスタッフにとってもっとも困難な役割の1つであり，これを一貫してうまくできる人はほとんどいないであろう。それでも，重篤な状態にあり，家族のサポートをほとんど，あるいはまったく受けられない多くの患者に対して，スタッフが思いやりの心を呼び起こすこと（Awakening compassion）は，患者の予後の改善に大きな影響を与える可能性がある。私が気がかりなのは，サポートと学習する文化と，過去に生じた治療の欠点を非難するという対立が生じたときに，より率直に透明性の高いものにしようという意欲が保てるかどうかである。

　悲しいことに，いくつかの望ましくない予後によって非難されることがあるが，こうした非難が起こるというのは，一種の"ト

ラウマインフォームドケアにもとづいていない治療"が行われていることの証左である。また，Joint Commission（米国における医療評価機関）の必須基準から外されたことで，ハワイ州立病院ではEvent Debriefing（出来事に対する振り返り）が廃止された。これ自体が，主要な医療評価機関がトラウマインフォームドケアをあまり理解していないことを示しているといえよう。ただその後，ハワイ州立病院ではEvent Debriefingが再実施されることになった。これは非常に望ましい判断である。もちろん，デブリーフィングのファシリテーションを効果的に行うことは，高度な技術であることはいうまでもないが。

私の強い希望は，新入職者のオリエンテーションから大規模な継続教育を行うといったような，非常に戦略的な教育プログラムを実施することである。このビジョンの一環として，行動を管理するプログラムは，Surface Management Techniques＊1と似たような，明確な行動支援のアプローチ（preverbal de-escalation／言葉以前のデ・エスカレーション）の要素を多く取り入れた改訂をしなければならない。現在のカリキュラムのほとんどは，破壊的な行動や望ましくない行動に対処するための第一段階のアプローチとして，「言葉による方向転換verbal redirection」がもとになっているためである。

ハワイ州立病院におけるトラウマインフォームドケアの実践をいま以上に進めるために，ほかにもいろいろなアプローチを考えているが，まずは前述したことがよいスタートになると考えている。

＊1　Surface Management Techniques
1950年代から1960年代に開発された，教室で情緒的そして行動的な問題を現す学童・生徒に教師が対応する技術で，当初は11種類の技法が提示されていたが，現在は13種類の技術が紹介されている。教師が教室での力や混乱を回避するあるいは和らげるためにまず最初に活用する技術で，状況によりどの技術を用いるかを選択する。

雑誌『精神科看護』広告媒体資料

雑誌『精神科看護』は発行より40年を迎え，精神保健医療福祉分野で仕事をする看護者に向けた専門誌として広く購読されています。精神保健医療福祉の動向にもとづいた特集，調査報告・研究，精神科看護技術に関する連載，最新の精神医学の解説，関連図書の紹介・書評などを掲載しております。

発行：月間（毎月20日発行／本体価格1,000円）／**発行部数**：5,000部
主購読者：精神科病院（総合病院の中の精神神経科含む）・保健福祉施設に勤務する看護者，看護師等養成機関で働く教員（看護者），コメディカル等にご購読いただいております。
判型：B5判／**頁数**：80〜96ページ／**表紙**：4色／**本文**：2色

『精神科看護』広告掲載に関して

雑誌『精神科看護』では随時，広告の募集を行っております。なお，掲載希望号がある場合はお申し込みの際に担当者にお伝えください。

❖**お申し込み方法**
　お電話（03-5715-3545）にてお申し込みください。
　＊掲載号によってはご希望のサイズに沿えない場合がございます。
❖**広告お申し込み締め切り**
　発行日の50日前（前々月末日）必着
❖**広告原稿締め切り**
　発行日の30日前（前月20日）必着
❖**入稿に関して**
　広告原稿はCD-ROMなどを下記の送付先に送付いただくか，メールで送信して下さい。
❖**ご請求に関して**
　雑誌刊行後，広告掲載誌とともに請求書を送付いたします。

求人広告料金 [掲載場所：表3対向ページ（最終ページ）／色数：2色]

サイズ	囲み枠 （天地mm×左右mm）	本文スペース （天地mm×左右mm）	広告料 （税込）
1頁	237×151	227×149.5	66,000円
2/3頁	155×151	145×149.5	55,000円
1/3頁	74×151	64×149.5	22,000円
1/6頁	74×74	58×72	16,500円

広告料金

掲載場所	サイズ	色　数	寸法（天地mm×左右mm）	広告料（税込）
表4	1頁	4色	190×155	176,000円
表3	1頁	4色	226×155	121,000円
表3	1頁	1色	226×155	66,000円
表2	1頁	4色	226×155	132,000円
表2	1頁	1色	226×155	77,000円
記事中	1頁	2色	220×146	55,000円
記事中	1/2頁	2色	102×146	27,500円
記事中	1/4頁	2色	102×68	22,000円
綴込広告	1枚	設定なし	製品広告	176,000円
綴込広告	1枚	設定なし	記事体広告	198,000円

送付先　精神看護出版　◦〒140-0001　東京都品川区北品川1-13-10　ストークビル北品川5F
　　　　　　　　　　　◦TEL.03-5715-3545　◦FAX.03-5715-3546　◦E-MAIL.info@seishinkango.co.jp

過量服薬による
自殺企図後の看護とは
救命救急センターにおける看護面接をとおして

野田智子 のだ ともこ
滋賀県立総合病院(滋賀県守山市) 精神看護専門看護師

 ## はじめに

　わが国の自殺者数は1998（平成10）年以降13年連続で3万人を超えており[1]，自殺未遂者にいたっては既遂の10～20倍いると推定されている[2]。未遂者の自殺の手段では過量服薬が半数以上を占めている[3]。自殺に及ぶ前には9割以上の人になんらかの精神障害がある[5]ことを考えると，自殺未遂者に対しては精神医学的・精神看護的介入が必要であるが，身体と精神の複合的な介入ができる救急窓口はごく限られているのが実情である。とはいえ自殺企図後に搬送される身体救急の場における精神的ケアの不十分を容認することは患者に不利益をもたらす。

　そこで，介入の指針として「自殺未遂者への対応 救急外来・救急科・救命救急センターのスタッフのための手引き」[6]が作成され，手引には「Tell：誠実な態度で話しかける，Ask：自殺についてはっきりと尋ねる，Listen：相手の訴えに傾聴する，Keep safe：安全を確保する」の頭文字をとった「TALKの原則」が掲げられている。

　しかし，先行研究によると救急現場の看護師は自殺企図の経緯や希死念慮の有無について患者と話し合うことについてためらいを感じやすい。その理由としては，自分の対応が患者を傷つけたり再企図を引き起こしたりするのではないかという不安を抱えていること[7]や自殺動機は気がかりだが患者に接近したい欲求と回避したい欲求が併存していること[8]などがあげられる。そのような事情が，TALKの原則にそった精神的ケアの実践を難しくしていると考えられる。

　また「手引き」[6]には覚醒後の患者に確認すべき事項として，「内省ができているか否か」を掲げているが，確認のための問いかけ方や，内省をもたらす方法について具体的に触れてはいない。

　そこで，本研究では，救急医療の場における過量服薬後の看護に焦点を絞り，現状を明らかにするとともに，精神看護の経験をもつ看護師の視点から過量服薬後の患者に対し意図的な面接を行うことをとおして，看護師が過量服薬後の患者に積極的に取り組める方策を見出し，患者の再企図防止の効果を高めることを目的とする。

 ## 研究方法

1）対象者

　調査期間中に，都内A大学病院の救命救急センターへ，処方薬もしくは市販薬の過量服薬後に搬送され，ER-ICUもしくはER-HCUに入院

となった急性薬物中毒の患者とER-ICUの勤務経験が2年目以上の看護師である。

2) データ収集方法

(1) 半構造化面接

調査期間中，看護師の資格を持ち精神看護の経験をもつ大学院生としてER-ICUおよびHCUに赴き，精神科医による回診によって，面接可能と判断された急性薬物中毒の患者に対して，覚醒後に研究の主旨を説明し，同意が得られた患者に半構造化面接を実施した。面接の焦点は，過量服薬にいたるきっかけとなった出来事とそのときの感情，さらに薬を飲もうと思ったときの感情，面接時点での心境である。面接内容はフィールドノーツに記載するとともに承諾を得て録音し逐語記録にしてデータとした。

また，ER-ICUの看護師に研究の主旨を説明し，研究参加の同意が得られた看護師に対し，半構造化面接を行った。面接の内容は，急性薬物中毒の患者に対する看護実践と，それに伴う感情体験に焦点をあてた。面接内容はフィールドノーツに記載するとともに承諾を得て録音し逐語記録にしてデータとした。

3) 分析方法

KJ法による定性的分析を行った。全患者の面接データから「過量服薬にまつわる出来事，感情」が含まれている文章，全看護師の面接データから「看護実践の内容，感情」が含まれている文章を抜き出してラベル化した。次に，患者，看護師それぞれについて，意味合いの似通ったラベルをグループにまとめ，ラベルの集まりをもっとも的確に言い表す言葉を表札とした。このグループ編成作業をくり返し，グルー

プ間の相互関係を探って，関係線とシンボルマークをつけた。元データを「　」，元ラベルを『　』，グループ編成ごとの表札を順に〈　〉《　》〚　〛，シンボルマークを【　】で表した。

研究の全過程において，指導教員からのスーパービジョンと大学院生によるデブリーフィングによって，分析の妥当性の確保に努めた。なお，倫理的配慮については，対象施設の倫理委員会の承認を得て実施した。

結果

1) 対象者の概要

半構造化面接を実施した患者の概要を，表1に示す。意識障害が遷延した内容や家族不在時の面接希望があった場合は3病日目以降の面接となった。半構造化面接を行った看護師は，女性4名，男性2名の計6名であった。年齢構成は20〜40代で，救急看護の経験は2〜11年目であった。また，6名のうち5名はER-ICUだけでなくER外来にも日常的に勤務していた。

2) 過量服薬をした患者の体験

データから229枚の元ラベルを作成し，3段階のグループ編成の結果，12個の表札と4個のシンボルマークを導き出した。

4個のシンボルマークからなる過量服薬の体験の構造は以下である。患者は【現実統制の喪失感】を覚え，事態を切り抜けるため【成果の上がらない自己対処】を行い，過量服薬後には【身のおきどころのなさ】を感じ，やがて【現実感覚の芽生え】を体験していた。

(1) 現実統制の喪失感

まず患者は，過量服薬にいたる過程のなか

ANGLE

表1　患者の概要　　＊④，⑦は初めての過量服薬

	年齢	性別	過量した薬	精神科診断	精神科受診状況	婚歴	面接した病日
1	40代前半	女	夫の処方薬？	適応障害	中断	離婚	1
2	30代前半	女	処方薬	統合失調症	継続中	なし	2
3	10代半ば	女	市販薬	適応障害	なし	なし	2
④	20代半ば	男	市販薬	うつ病	中断	なし	4
5	40代前半	女	処方薬	うつ病	継続中	離婚	1
6	30代半ば	女	処方薬	人格障害	中断	離婚	3
⑦	30代前半	女	処方薬	適応障害	継続中	既婚	1
8	30代後半	女	市販と処方薬	双極性感情障害	継続中	既婚	2
9	20代後半	女	処方薬	適応障害	継続中	既婚	1
10	20代半ば	女	処方薬	統合失調症	継続中	なし	2

で，【現実統制の喪失感】を味わっていた。1つには〈経済的に厳しい生活を働いて補うことができない〉と『不安定な就労による生活苦がもたらす無力感』を感じていた。また，夫の〈酒害に対する怒りと無力感〉や〈家庭内の力の対立・支配〉を感じ『家庭内葛藤がもたらす怒り・苛立ち』を抱いて，《家族に自分を認めてもらえず 生きている価値が感じられない》という感覚に陥っていた。また，『薬物療法や自宅療養による体重増加』のような〈病気や治療による望まない変化〉があり，『服薬を継続しても改善がない』なかで〈治る気がせず 生きている意味がないと感じる〉ことや《症状・病気と縁が切れず回復する希望を感じられない》ことなど『精神科治療の不調による苦悩がもたらす見とおしのなさ』を抱いていた。

(2) 成果の上がらない自己対処

　患者は，困難な状況を乗り切ろうとしながら，【成果の上がらない自己対処】によりかえって苦境に陥る結果となっていた。その理由の1つは，『友人関係がもたらす自尊感情の低下』である。たとえば，『生活保護費の不足を友人に借りる』のように，〈応答してくれる知人・友人〉を活用するが，同時に『友人のがんばりと自分を比べて落ち込む』『仕事も結婚もしている友人に嫉妬』を感じるなど，《友人は応答してくれる一方で 落ち込み・歯がゆさ・嫉妬・自信喪失を引き出す存在》でもあった。また，多くの患者は〈友人のリストカットや過量服薬での自傷，自殺未遂・既遂〉を体験しており，《自傷や自殺のモデルとなり得る友人の存在》は，現実統制の喪失感をよりいっそう味わうことにつながっていた。

　また，精神科治療を受けている患者は，『活用できず非効果的な精神科治療』を受けるにとどまっていた。『医師は過食を認めてくれた』，『抗うつ薬と抗不安薬は絶対必要』と感じ，《主治医の言葉や処方薬はよりどころ》であるのだが，〈受診には時間と体力の調整が必要〉で《外来受診にはエネルギーが必要》であると感じ，その結果，安定した医療の活用ができないでいた。さらに受診はしていても「受診の前から過

量服薬を決めていた」といったように，問題解決や健康維持の姿勢からではなく『薬を手に入れるための受診』だったり，「内服せず余っていた薬」や「復職後から睡眠薬は飲んでいなかった」のに『漫然ともらい続けていた薬』があるなど《薬物療法の形骸化》を招いていた。そして，『主治医への気兼ね』を感じ自分のために診察を活かしきれず，治療の満足感を保留し，不十分だと感じながらもあたり障りない受診に終始していた。

さらに，自分自身に対しては，『問題が顕在化することの回避・否認』で対処しようとしていた。「仕事も家事も中途半端」で『一生懸命働いている夫に文句は言えない』と〈夫への引け目〉から無理に我慢し，たとえば「夫の飲酒運転が警察に伝わるのは困る」ので〈夫を庇いたい〉と《問題の顕在化を避け心の平安を保つ》ことに心を砕いていた。そして『夫とのやりとりで傷つき落胆するがこれが普通』『10分15分怒鳴られたが普段もありどうでもいい』と《傷つきや落胆の閾値を上げて 問題に抗う》姿勢で，やり過ごそうとしていた。

しかし，以上のような対処をしても現実統制の力は取り戻せず，〈幾重にも重なる理由〉によって〈遷延化した死にたい気持ち〉が《過量服薬の準備状態》を生み出していた。そして〈現実との接触の切断〉による〈苦悩のリセット〉を通じて《いまある現実の放棄》《力の支配への対抗策》として『過量服薬』にいたっていた。薬を飲もうと思ったそのときの感情を吟味すると，直面している問題が難しすぎて解決策が見あたらずどうしようもないとの「無力感」や，心が満たされず何もかもが無駄で無意味に感じる「むなしさ」[9]を多く抱いていた。次いで『家

族への不信』があり〈家族への愛情の喪失感〉を抱いていた。また，不都合なことが起こっているがどう対応したらいいかわからず「困惑」を感じていたり，自分の権利や所有を侵害されたり進路を妨害されたりして反撃したいという「怒り」[9]を感じていた。ほかにも振り返ると『あげればきりがない感情』があり，《過量服薬とともにあった複数の否定的感情》を体験していた。

(3) 身のおきどころのなさ

過量服薬の後には【身のおきどころのなさ】を味わっていた。まず，『嘔吐の苦痛による現実との再接触がもたらす情けなさ』である。『嘔吐出現に伴う過量服薬中断』と『身体不快による救急要請』は《耐え難い嘔吐の苦痛が引き出した対処行動》であったが，《想定外の苦痛を呼び込んでしまい情けない》と感じ，自分に対して否定的な評価をしていた。

次に，意識障害からの覚醒時には『入院環境との不確実なつながりがもたらす疑問・羞恥心・持て余す身体感覚』を抱いていた。『搬送時の記憶がない』ことも多いが『カタカタと運ばれている感じ』のように〈部分的な記憶と身体感覚〉は残っていた。〈見当識への疑問〉〈付添い者や私物のありかへの疑問〉が湧き，さらに自分以外の人からの聴取による〈入院経過に関する情報と自分の記憶とのずれ〉を感じて，《意識障害の間に自分の身に起こったことを知りたい》と訴えていた。また，覚醒途中にはせん妄を伴うことがあるが，その様子を知らされて〈身に覚えのない自分の言動がもたらす羞恥心〉も感じていた。さらに〈生理的欲求の自覚と表出〉〈排泄行動制限の解除欲求〉は〈安静度を守らなければならないことへの疑問〉につながり，

《治療上の制限への疑念と解除への期待》や《相互の情報不足から生じるケアの不一致》が生じていた。

また，『家族の反応とICU環境 がもたらす 後悔・さびしさ・羞恥心・罪責感』があり，過量服薬による〈家族の怒りを予測しての後悔・罪責感・さびしさ〉〈家族の悲しむ姿に触れて湧きあがった後悔〉を感じていた。『子どもはかわいくて救い』『子どもが警察沙汰で大変でも死のうとは思わなかった』のように〈子どもは苦労を生む一方で“生”に引きとどめる存在〉であり，『過量服薬をして子どもに申し訳ない』と感じ〈成人するまでは親としての責任がある〉と思い直していた。さらに，ICUで働くスタッフの様子や，カーテン1枚で仕切られた隣りの患者の様子を感じ取り『私は真逆のことをしてしまった』『生きたいのに生きられない人もいるのに反省している』と，《抗えぬ力によって死に直面している他患者と自分との隔たり》に申し訳なさや恥ずかしさを感じていた。

(4) 現実感覚の芽生え

そして患者は，【現実感覚の芽生え】を感じていた。『救急車が来て安心した』との言葉のとおり〈問題から離れ病院に来た安堵〉を感じる一方で，『目覚めても感情が湧かない』『生きていることに落胆や困惑を感じる』と言い〈生きることに積極的な気持ちになれない〉でいた。さらに，『過量服薬の経験から死ぬ確率は低いと知っているが万が一死ねたら楽』と生死を運に任せ〈可能ならば受動的な死を望む〉気持ちや，『どこかに残る死にたい気持ち』『死ねなかった悔い』があり〈手離せない死への欲求〉を抱え，《生にも死にも行き悩む》状態に陥っていた。また，《帰宅後の生活の大変さ》を見とおして

〈未解決の問題に伴う希死念慮再燃の予感〉があり，しかも〈死ぬ手段を手離していない〉ゆえに，未だ《潜められた死に向かう道》は断ち切られていなかった。患者は『現実を前に肩を落としながら 生死の選択を先送りしていた』。

しかし，一方では『現実との関係を再構築することへの関心』が生まれていた。患者は感情に注目しながら過量服薬にまつわる話をするなかで，『言えなかった気持ちを話せて楽になった』『心の整理がついた』と言い〈看護師は助けてくれようとしている〉と感じ，『夫とも話してほしい』と〈問題解決するために看護師を活用する〉ことを考え始めていた。さらに，「何やってるんだろう私？」と『振り返って湧く自分への疑問』から『職探しのつまずきを振り返る』『薬とのつきあい方を思案する』『外来受診再開に思いあたる』といった〈具体的な改善策を探す姿勢と意思決定〉の力を取り戻し始め，《応答する環境から力を得て問題解決に向かう態度》が生まれていた。また，〈さらなる怒りの表出〉や〈休息したい気持ちの表出〉のように《自分を大事にする態度》もみられた。

3）過量服薬後の患者の看護の体験

データから171枚の元ラベルを作成し，3段階のグループ編成の結果10個の表札と4個のシンボルマークを導き出した。4個のシンボルマークからなる看護実践と感情体験の構造は以下のとおりである。【迷いのない職務の認識と遂行】が存在する一方で，【職務遂行に伴う困難感】【未着手のケアが引き出す職務妥当性への動揺】があるが，葛藤のなかから【手詰まり感と同時に湧き起こる打開策への欲求】が生れていた。

(1) 迷いのない職務の認識と遂行

　まず，根幹には『譲れない救命姿勢』が存在した。看護師は「病院に来たらもう生きる，命を守ることが大事」「抵抗しても行う」と『本人の意向に反しても救命する姿勢は譲れない』と考え，『必要な身体処置や観察を行っている』，たとえば「意識レベルや心電図変化のチェック，輸液ラインの確保や，コンパートメント症候群，誤嚥性肺炎への対応，転倒・転落予防，ライントラブルに注意を払う」などの看護行為を行っていた。

　さらに看護師は，『危機的状況での治療開始と見とおしをつけることを目的とした介入』を行っていた。患者に希死念慮や過量服薬の背景について尋ねることに関しては，「薬だけでなく既往歴などほかにも必要な情報がある」ように『救命処置のための情報の1つとして聞く』ようにしていた。また，「逆に救急だから聞ける」「治療に必要という大義名分がある」といった救急という事態に迫られた〈危機的状態への介入が必要であり聞くことに躊躇や後ろめたさを感じない〉姿勢が実践を後押ししていた。

　さらには，『対等な人間関係と看護の責任をよりどころとした積極的介入』を行っていた。看護師には『聞いてはじめて予想とのズレがわかる』『知ろうとしないことがインシデントを引き寄せる』という体験があり，「知ってはじめてつらかったねと言える」ので『疑うのでなく対等な立場で自分も正直な気持ちを伝えたい』と考え，《積極的に相手を知る》ように努めていた。

　また，「うつは励まさないなど基本的知識を活用」し「受け持ったからにはアクションを起こす」ことによって〈受け持った責任遂行〉を

心がけ，『せん妄時は悩む』ことがあるけれども，『尿道留置カテーテルを抜きトイレ歩行を介助する』など〈可能な限り不快な刺激を除去する〉といった《看護の責任を果たすべく最善を尽くす》積極的介入を行っていた。

(2) 職務遂行に伴う困難感

　明快で疑いのない職務遂行がある一方で，看護師は【職務遂行に伴う困難感】を体験していた。1つは，『安全確保のケアに付随する緊張・混乱・手間』である。看護師は『希死念慮が強いと緊張が走る』『再企図は怖いし悲しい』と感じながら，患者を死から遠ざけるために《安全を守る》ことに注意を注いでいた。また，過量服薬による意識障害から『覚醒するまでの様子がさまざまで予測がつかない』ことや『本来の性格がわからず構える』ことがあり，さらには，『トイレ後にどこかに行ってしまう可能性』を危惧して，転倒・転落やルートトラブル，不意の事故を防ぐためにも《安全を守る》ことに注意を払っていた。また，ER-ICUの看護体制は2対1で，ほかの多くの重症患者が必要としているように〈ベッドサイドケアが看護の基本〉であるが，そのようななか，薬物が体外に排出されたあとは自立度も高くなる過量服薬後の患者が『独歩する姿が場にそぐわない』と感じていた。すなわち看護師は「トイレのなかでも何が起きるかわからない」ので『トイレ使用時も付き添って注意を要する』細やかさが必要と考え《ベッドサイドを離れても最後まで細心の注意を払う》ようにしていたが，一方で，『もう一人の担当患者が不安定だとベッドサイドを離れ難い』状況で《ベッドサイドケアから離れることへの手間と気がかり》を負担に感じていた。

　そして，もう1つの困難感は『慣れ・くり返

し・拒否・批判が引き出す 驚き・怒り・むなしさ】である。これらの感情は，患者による『他病院との比較』など《救急の場での緊張感や事態の深刻さに慣れた様子の患者による処置の拒否・批判に 驚き・苛立つ》ことや『みずから薬を飲みみずから救急要請』といった《ほかに救急医療が必要な患者がいるなかで公共のサービスの使用に感じる怒り・むなしさ》であった。看護の道理に合わず反発したいけれども受け入れざるを得ないことからくる困難感は，看護師の力を奪い，むなしさをもたらしていた。

（3）未着手のケアがあることからくる職務妥当性への疑問と不全感

看護師は，【未着手のケアが引き出す 職務妥当性への動揺】を感じていた。その1つは『希死念慮や精神疾患のある患者への苦手意識』や『現状悪化への不安・恐れからくる防御の構え』である。《救急配属ではじめて出会う過量服薬に戸惑う》体験があり，覚醒後に希死念慮や過量服薬の背景を尋ねた場合に，「死にたいと言われたらなんと答えたらいいかわからない」「聞くことが重い」と感じていた。そのため《死にたいと言われたら対応に行き詰るので積極的に聞けない》ことや，『精神症状がよくわからないうえ症状のある人との話し方がわからない』ことから〈わからなさゆえの恐れや巻き込まれからの回避〉によって，《精神症状や心理面のアセスメントがよくわからず身体的ケアにとどまる》ことがある。また『後悔して落ち込んだら悪いし嫌だ』『何度も聞かれるのは嫌だろうから聞かない』『ストレスにならない身の上話から』といった《気分や関係性が悪化する不安や恐れで聞かなかったり段階を経てから聞く》という現状があった。

そして，もう1つの問題は『身体症状の落ちつきに限定した職務に抱く肯定感と疑問』である。〈看護師は救命センターのゴールは身体症状の落ちつき〉であると肯定的に感じる一方で，「身体，精神のどちらかだけではよくない」という疑問を抱いていた。つまり，『聞いたところで解決する時間がない』と考える反面，〈身体と精神の両方両面からのケアが可能なところがあるといい〉という思いもある一方で，《救命センターは身体症状が落ちついたらゴールであってどこまでやれるかは疑問であり未知》と感じていた。また，〈自殺企図のきっかけとなった親族ではない相手に病状説明をすることや同じ場に帰すことへの疑問〉などから，《環境調整し得ないままの退院に疑問や心許なさを感じる》ことがあった。そのため，入退院にかかわるなかでどことなくうまくいっていない感じ[9]を受け，問題解決の不十分さから肯定感に浸れず不全感を抱いていた。

（4）手詰まり感と同時に湧き起こる打開策への欲求

このような状況のなかで，【手詰まり感と同時に湧き起こる打開策への欲求】にもとづく，新たな立脚点の探索がみられた。《どうしたらいいのか！》という手詰まり感は，同時に《過量服薬にいたる経過と回復の道筋を知りたい》という新たな欲求を生み，『介入したくてもできずちょっとさびしい』という欲求不満は《コーピング行動確立に向けた援助がしたい》という欲求を生んでいた。

このような行き詰まりの打開策としては『指針とチーム補完力がもたらす精神看護の実践可能性』を探る試みがあげられていた。看護師は『心理的な病気も救急看護の範疇であり切り捨

ててはいけない』ので《心身両面の治療・看護が必要である》と感じており，『精神科医の診察や記録を見て学ぶ』『診察時にそっと近づいて様子を知る』など《精神科医の実践をとおして患者を知り技術を知る》ための個人的な努力を重ねていた。

このように看護師は，行き詰まりから脱却し，自分の力を押し広げようと試みながら新たな実践の可能性を探っていた。希死念慮について聞くことについては『確信がもてずにいたが手引きに書いてあってほっとした』と感じ，《看護の指針があると迷いが払拭され実践に自信がもてる》ことから，より一層実践が後押しされていた。

また，ほかの看護スタッフに対しては，『過量服薬の患者は重症度が低いので経験年数の少ないスタッフやリーダーが担当する』が『対応に困っているのではないか』という気がかりを抱いていた。また，『看護師もとらえ方はさまざまなので考えを知りたい』という願望や，『関心が向かないのは本音なのか？』という疑問，『上から目線にハラハラする』『トイレ対応の違いが気がかり』なども感じていた。しかし《ケアの違いへの気がかりを言えずうしろめたく申し訳ない気持ち》があり〈スタッフ間でお互いの考えを知るコミュニケーションが必要〉であり，《看護の積極さにばらつきがあっても互いの考えがわかればチームで補完できる》ので，未着手のケアに取り組む体制を今よりも強化できる可能性があると考えていた。

こうした現状の打開策としては『医療の限界の認識と多職種連携の必要性』があげられていた。『過量服薬のくり返しに精神科クリニックのサポート力への疑問が湧く』や『治療のため

の薬を過量服薬するのは薬物療法の限界なのか』『受診行動の有効性についての疑問』のように《医療だけでは限界がある》と感じていた。また〈家族との絶縁や子どもを抱えた生活が心配〉〈社会的背景に力を注がないと予防は難しい〉などの理由から，《不安定な生活や貧弱なサポート体制と社会背景に目を向けた多職種連携が必要である》と感じていた。

考察

得られた結果を「TALKの原則」と照らし合わせることを通じて，過量服薬後の看護の方策について検討する。

1）「誠実な態度で話しかける（Tell）」

『過量服薬』は，患者にとって【成果のあがらない自己対処】であるが，患者自身はその不適切さに気づくことができていない。そのため，患者が生活上の困難への対処方法の1つとして『過量服薬』という手段を手離せない間は，過量服薬をくり返す可能性がある。

そして，救急現場の看護師が感じている『慣れ・くり返し・拒否・批判が引き出す　驚き・怒り・むなしさ』は，患者が，【成果のあがらない自己対処】としての『過量服薬』に固執していることと対応していると考えられる。このような感情を抱きながら，重症患者にも対応している救急現場の看護師が，過量服薬後の患者に対して「誠実な態度で話しかける（Tell）」ことには困難が伴う。しかし，看護師は『手詰まり感と同時に湧き起こる打開策への欲求』を感じており，それは過量服薬患者への及び腰の対応から，前向きなかかわりに向かう変化の準備状

態といえる。そして,「Tell」の原則を実行に移すことによって以下に続く「Ask, Listen, Keep Safe」の原則の実践には,手詰まり感と打開策への欲求の縺れた関係をほぐし,断ち切る可能性がある。

2）「自殺についてはっきり尋ねる（Ask）」

「自殺についてはっきり尋ねる（Ask）」こと,つまり,過量服薬した内容や理由,希死念慮について尋ねることは,かかわりの初期に意識のある患者に対しては実践されていた。患者と搬送直後に接する看護師には,『危機的状況での治療開始と見とおしをつけることを目的とした介入』の一環として,希死念慮だけでなく,その他にも必要な情報を迅速に集めて治療や看護の方針を立てて確実に実践していく責任,役割があり,一刻を争う救命救急医療における職務責任という後ろ盾が,積極的な聴取を可能にしていた。

しかし,入院となった患者の覚醒直後という場面では,『希死念慮や精神疾患のある患者への苦手意識』や『現状悪化への不安・恐れからくる防御の構え』が,自殺についてはっきり尋ねる積極的な態度を妨げていた。先行研究の結果と同様に,患者が過量服薬による意識障害から覚醒した直後の働きかけには看護師のためらいがみられた[7,9]のである。看護師が覚醒時における患者の心境を率直に聞くことに苦手意識を抱いていたという結果は,看護師が自殺企図者とのコミュニケーションの困難さや,知識・技術の不足を感じる傾向にある[7]という福田らの調査結果と一致していた。看護師は個々に精神的な看護の実践可能性を探る努力をしていたが,意識障害からの覚醒後に「Ask」を確実に

実践するためには,精神医療,精神看護の専門スタッフとの連携が重要であろう。すなわち,個別事例へのコンサルテーションや,具体的な指針やモデルの提示により,ER看護師が活用できるような知識や技術を身につけられるような支援を行うことが必要である。

3）「相手の訴えを傾聴する（Listen）」

一方,この時期の患者は,意識障害からの回復とともに【身のおきどころのなさ】を味わっていることが調査結果からわかった。覚醒後の患者の『入院環境との不確実なつながりがもたらす疑問・羞恥心・持て余す身体感覚』に対して,看護師が消極的な態度に終始するならば,患者は傷つき体験と自尊感情の低下にまつわる否定的な感情について表現することなく入院を終えていくことになる。しかし,患者が傷ついた思いを抱えながら,自分から語り出せない心境にあることを看護師が察知し,『対等な人間関係と看護職としての責任感をよりどころとした積極的介入』を行うことができれば,患者の自尊心低下は最小限にとどめられる。患者の疑問に応え,持て余す身体感覚に対応することは,オリエンテーションを補完し,患者の現実との再接触の質を改善できると考えられる。

本調査では,患者の感情に注目し,表現を促すことを通じて患者の体験に迫り,状況理解を深め患者と共有することを試み,その結果,肯定的な応答が得られた。この結果は,看護師が早期に自殺企図の背景を聴取した白浜らの先行研究[10,11]と一致する。

また患者に芽生えた『現実との関係を再構築することへの関心』は,患者がみずからの感情に目を向けることを契機に,現実的な状況判断

にもとづいて課題の明確化をはかり，創造性を発揮しながら対処策を練り上げ実行するという内省の過程[12]に踏み出したことの表れとも考えられる。内省とは，問題状況において出現し，他者とのコミュニケーション過程の吟味を通じて自我のあり方を見直し，修正し，変更し，再構成することである[13]。すなわち内省の活性化によって問題解決が促進され，新しい状況を生み出すことが可能になる。患者が看護師という他者をコミュニケーションのパートナーに得て，体験していた感情に注意を向け，取り上げることは，問題状況を土台にして，創発的内省[13]に向かう端緒となり得る。西らが，救急の場での面接の実践から，治療的な転機の萌芽となり得る自発的な変化を実感した[14]ように，看護面接も患者の転機の重要な契機となり得ると考えられる。

4)「安全を確保する（Keep safe）」

ER看護師が『安全確保のケアに付随する緊張・混乱・手間』を感じながらも患者の《安全を守る》ために行うケアは，患者を生物学的な死から遠ざけるだけでなく，《生にも死にも行き悩む》患者にとって重要な精神的ケアとなる。すなわち看護師が，患者の体験している心身両面にわたる苦痛について，きめ細かく確認しながらケアを続けることにより，看護師の存在そのものが患者にとっての応答的な環境となり得る。その結果，患者がいったん放棄していた『現実との関係を再構築することへの関心』が甦る可能性が出てくる。すなわち，心身両面にわたって「安全を確保する（Keep safe）」ことが，過量服薬後の患者の身体的生命に加え，精神的・社会的生命を救うことになるのである。

一方で，八田が救急施設の状況を踏まえて指摘するように，短期的な自殺防止は救急施設の役割であるとともに限界でもあり，そのことを認識せずに中途半端な心理的介入を行えば，本来の中長期的治療を担っている精神科医療機関の地道な努力を水泡に帰す危険性を孕む[15]。身体救急の場における心理的介入が八田の指摘する危険性につながるのか，再企図防止につながるのかを明らかにするには，縦断的研究が必要である。ただし，過量服薬後の患者が『活用できず非効果的な精神科治療』にとどまりがちな現状を鑑みると，救急医療の場での精神的援助は，本来の中長期的治療を補完する重要な危機介入として位置づけることができると考えられる。感情に焦点をあてた看護面接という機会をつくることによって，患者自身による状況把握を助け，現実に向き合う力が息を吹き返すことを後押しできれば，患者は『成果のあがらない自己対処』から一歩抜け出し，新しい方向へ踏み出せる可能性がある。

以上のような一歩踏み込んだ「Tell, Ask, Listen, Keep safe」の実践は看護師の患者理解を深めるだけでなく，過量服薬をした患者の自己理解と状況把握を助けることにつながる。その結果，看護師の【職務遂行に伴う困難感】が軽減し，かかわりの出発点にあたる「誠実な態度で話しかける（Tell）」ことへの動機づけを高めることが可能になる。

結論

• 身体救急に携わる看護師が，覚醒後の患者に「自殺についてはっきり尋ねる（Ask）」ためには，精神看護専門看護師をはじめとする精

ANGLE

神医療スタッフとの連携が重要である。

- 「相手の訴えを傾聴する（Listen）」うえでは看護師自身の感情への注目を糸口として患者の内省を促し，患者のおかれた状況についての理解を共有する必要がある。
- 看護師が患者にとっての応答的環境となり「安全を確保する（Keep safe）」ことができれば，患者を精神的な蘇生に導く可能性が開けてくる。
- 「Ask, Listen, Keep safe」の適切な実践によって，「TALKの原則」にとって出発点となる「誠実な態度で話しかける（Tell）」ことが可能になる。

謝辞

調査にご協力いただきました患者，看護師のみなさま，ならびに研究の場を提供して下さいましたA大学病院ER-ICU,HCUのスタッフのみなさま，精神科医師のみなさまに深く感謝いたします。また，ご指導いただきました東京医科歯科大学大学院教授（当事）宮本真巳先生に心よりお礼申し上げます。

コロナ禍の最中に思うこと

看護師にとって患者の自殺企図は，援助職としてのいたらなさを突きつけられたという衝撃や無力感とともに，今後の探究と実践の見直しをあらためて課されたという重圧感を抱かせる出来事である。本研究は，私自身が精神科救急にかかわるなかで抱いた，自殺企図をくり返す患者の多くは過量服薬によって救命救急処置を受けた経験を有しながら，その経験が回復や自殺防止に活かされていないのではないかという疑問から始まった。そこで私は，身体救急ユニットをフィールドとした参加観察と看護師・患者へのインタビューをとおして，搬入から退院までの短い間に看護師と患者の間で何が起こっていたかを探って，精神科と身体科の看護師は自殺予防に向けて，どのように連携できるかを明らかにしたいと考えた。

調査の結果，過量服薬の患者とのかかわりは，救命を責務とする身体救急ユニットの看護師を戸惑わせ無力感に陥らせる一方で，現状打開への希求を生んでいたことがわかった。一方で患者は，「生にも死にも行き悩む」半面，「現実との関係を再構築したい」という意欲を抱き始めていたことが明らかになった。このように，自殺企図という望ましくない出来事の「事後の看護」のありようが患者の未来を変える示唆を得ることによって，身体科と精神科の看護師による連携の不足と重要性をあらためて痛感させられた。

研究から10年が経過し，私は総合病院の精神科リエゾンナースとして勤務するなかで，自殺を企図した患者への対応が，「事前の看護」に活用される重要性を強く感じている。というのは，精神疾患に限らず身体疾患の療養過程において，自殺企図にはいたらないまでも「生にも死にも行き悩む」患者が少なくないことを実感しているからである。

長年にわたり，自殺の背景としては「健康問題」が上位にあがっていたが，近年では自殺防止に向けたさまざまな社会的支援の効果もあってか，自殺者数には減少傾向がみられていた。ところが，2020（令和2）年には自殺者数が11年ぶりに増加へと転じており，コロナ禍による生

活環境の変化が深刻な影響を及ぼしていると考えられている。すなわち，これまでに自殺の背景であることが確認されてきた健康問題，経済問題，生活問題，家庭問題などすべての要因がコロナ禍において増幅され，多くの人の命が二重三重に脅かされている[16]。さまざまな場で活動する看護師が，連携して自殺防止に取り組むうえで，本稿が役立つことを願っている。

〈引用・参考文献〉
1）警察庁生活安全局生活安全企画課．平成22年中における自殺の概要資料，p.14，2011．
2）佐藤亜紀：我が国の自殺企図患者の状況とその対策．EMERGENCY CARE，p.76-80，22，2009．
3）竹内崇：東京医科歯科大学医学部附属病院におけるコンサルテーション・リエゾン活動．臨床精神医学，38，p.1153-1158，2009．
4）板東宏樹，杉本達哉，山田妃沙子ほか：過量服薬患者の心理的・社会的背景と予防策．中毒研究，22，p.9-15，2011．
5）高橋祥友：自殺の危険 臨床的評価と危機介入．p.62-63，金剛出版，2006．
6）日本臨床救急医学会：自殺未遂者への対応 救急外来（ER）・救急科・救命救急センターのスタッフのための手引．https://www.mhlw.go.jp/file/06-Seisakujouhou-12200000-Shakaiengokyokushougaihokenfukushibu/07_2.pdf
7）福田紀子，石川崇子，久保まゆみほか：救命救急センターに入院している自殺企図患者に対する看護師の認識や態度．日本看護学会誌，15，p.15-24，2006．
8）瓜﨑貴雄，桑名行雄：救命救急センターで勤務する看護師の自殺未遂患者に対する態度 構成要素と傾向についての質的研究．大阪府立大学看護学部紀要丸．
9）宮本真巳：プロセスレコードの活用に向けて 否定的感情の解読から一致へ，精神科看護 37，p.68-73，2010．
10）白浜隆太，富樫由香里，古川正子ほか：自殺企図患者の再企図予防に求められる看護への試み 早期に自殺の背景を聴取した実際を振り返る．日本救急看護学会雑誌，11，p.200，2009．
11）神保大士：薬物中毒患者へ対する精神的看護介入について．日本救急医学会関東地方会雑誌，27，p.214-215，2006．
12）宮本真巳：プロセスレコードの活用法 内省技法としての異和感の対自化．37，精神科看護，2010．
13）船津衛：創発的内省理論の展開．放送大学研究年報，27，p.63-73，2009．
14）西大輔，松岡豊：自殺未遂後に生じる転機の萌芽について．総合病院精神医学，19，p.333-339，2007．
15）八田耕太郎：救急医療における自傷患者の現状と問題点．精神療法，31，p.280-283，2005．
16）宮本眞巳：コロナ禍で浮き彫りになったコミュニケーションギャップ リスクコミュニケーションの困難さ．日本保健医療行動科学会雑誌，36（1），p.36-24，2021．

どん底からのリカバリー
WRAP®を使って。

第24回 ▶ 《カタカナ語》が苦手です①

アドバンスレベルWRAP®ファシリテーター
増川ねてる ますかわ ねてる

8月が終わりに近づいてきました。

前回は,「沖縄県と東京都が緊急事態宣言下」のときに書きました。今日は,「緊急事態宣言が21都道府県に拡大」された日に書いています。また,前回は,「東京で新型コロナの感染者が5日連続1000名を超えたというニュースが合った日」でしたが,今日は,「東京の感染者は4227人(……1週間前より1178人少なかった!)という日」で,名古屋市で「初めて1000人を越えた」という日になります。そして,「感染者数」よりも重要だといわれていた「重症者数」が,過去最多の2000人。自宅療養者が全国で10万人を越えているというのが話題です。

1か月前,「東京で1000人の感染者が続いている」が「おおごと」だったのがなんだかウソのように思えるほど,1か月後の現在はさらに「たいへんなこと」が日常になっています。そして慣れてしまったのか,危機感は1か月前とそんなに変わっていないような感じがしていて……

「先月の文章」がなかったら,僕はこの変化を捉えられていなかったと思います。みなさんは,どうですか? 町に出れば通常通りの人波でし,TVも普通……。1か月前と同じような空気です。そしてオリンピックは終わり,パラリンピックが始まっています。

8月の終わり,僕は相変わらず神経過敏で,スマホの電源が入れられなくなってから,8か月が経ちました。今月は仕事を1つキャンセルさせていただき,神経を休めました。神経過敏なところに引き金もやってきて,メールも見られなくなりました。人とのやりとりを減らして,「考え事」や「調べもの」。人とのやり取りが最小限でできること。……いまの自分にできることで仕事をしています。

必要としてくれる人,待っていてくれている人,助け合える仲間がいるのがありがたい。お互いを理解しあって,進んでいける仲間がいるから,「いまの自分にできること」でやれています。「あなたのいいところは,そこだから!」「それ,いいね!」って言ってくれる人がいるから,「いまの自分にできること」を人のためにと考え,仕事ができています。

弱っていても,がんばれる。自分の生きる場所がわかってきました。それは,「自分も相手も活きる場所」。「誰かのために生きる場所」,たいへんな状況だからこそ,わかってきたこと

がたしかにあります。

みなさんは，何か変化はありますか？

> Q16
> WRAPでいうクライシスプランと医療観察法のクライシスプランて，何が違うの？

という問いから始まって，先月までの4か月，「クライシスプラン」について探索・探求して来ました。そして，ついに先月，「では，わが国の実体はどうだろう？」

というところに到達しました。今月は，現場で仕事をしている方たちに協力をしていただいて，「クライシスプランの実際」を集めて，読者のみなさんにお届けしたいと思っていたのですが，無理でした。体調を崩し，動くことができませんでした。「クライシスプラン」の探求は限界で，「多くの現実・事実に触れないと，次には進まない」という地点にいます。無理に想像しても仕方がないので，いったん「クライシスプラン」の話題は停止します。

今月は，趣向を少し変え……。

> Q18
> 「リカバリー」「ピアサポート」「WRAP」「クライシスプラン」
> ・なんで，カタカナ語ばかりなの？
> ・日本語で，それは何ですか？

今月はこれでいきたいと思います。

カタカナ語が苦手です

「リカバリー」「ピアサポート」「WRAP」「クライシスプラン」「ストレングス」「ダイアロ

グ」「マインドフルネス」「トラウマインフォームドケア」などなど。たくさんの《カタカナ語》が使われています。

また，「パーソナルリカバリー」「クリニカルリカバリー」「クライシスプラン」「ジョイントクライシスプラン」「クライシスプランニング」「パーソナルレスポンスビリティ」「ソーシャルレスポンスビリティ」などなど，連語・熟語の類が出てくると，さらに複雑になります。「英語が苦手です」「カタカナ語ばかりで，頭が混乱してきます」と言われることが，増えているように思います。

また逆に，「翻訳に使われた日本語が難しい」「えっ，原文ではそうなの？　英語のほうがわかりやすい」という方に多く出会うのも，また事実です。

僕は，「WRAPファシリテーター」というのを生業にしていて（あ，「ファシリテーター」も《カタカナ語》ですね），「WRAPクラス」（あ，「クラス」も《カタカナ語》）の場で，WRAPの構成要素を参加者の方々にお伝えし，「僕は，○○なんですけど，みなさんはどうですか？」と言って，みんなで意見交換をする，ということを普段はしています。また，「リカバリー」についての文章を書いたり，話をしたりしていますので，この「英語／日本語問題」は重大で，考えることがとても多いです。

僕自身は，《言葉は言葉》って思っていて，《その言葉が意味しているもの》に興味があるので，「何語」であってもOKという感じです。また，「新しい言葉」は好きなので，知らない単語はワクワクするタイプです。

でも，正確な綴りとか，正確な漢字とかを覚

えないといけない，というのは苦手です。

　高校生のころ，漢字を覚えるのが困難になっていて（すでに，症状が出ていた，というより，いまより症状が強かったので），漢字を覚えるのがたいへんだからという理由で日本史ではなく，世界史を選択しました。そして，「陶片追放」が覚えるのがたいへんだったので「オストラシズム」と《カタカナ》で覚えて，答案用紙に書いていました。

　「意味」がわからない「言葉」を覚えるのは，けっこうたいへん。でも，「意味」がわかると，スコーンって抜ける感じがして快感です。そして，その単語が「英語」なのか，「日本語」なのかは，あまり重要ではない感じ。日本語でも意味がわからないのは覚えるのがたいへんで，英語でも意味がわかると，なるほどね！　と思います。

　みなさんはどうですか？

日本語に翻訳するのがいい？

　英語のものを，《カタカナ語》にして使うのがいいのか，《日本語訳》にして使うのがいいのか，これは，本当に難しいことだと思います。
　言葉は，伝わらなければ意味がない（というか，意味をつくれない）という宿命をもっていると思います。なので，伝わるということがとても大切。では，「翻訳するか，しないか」。とても重要なことだと思います。
　たとえば，「リカバリー」。いま現在は，「リカバリー」は翻訳しないで，「リカバリー」と使うことが多くなってきていると思います。その理由は，「回復」とすることで，重要な意味を落と

してしまうのではないか？　という懸念からそう表記したり，読んだりすることが多いように思いますが，どうでしょう？

　僕も，ずっとそう思ってきたのですが，最近はちょっと違うかもと考えています。翻訳しなかったことで，「リカバリー」が違った意味として流通しているように思い始めてきています。誰かの「勘違い」が流通してしまう。これは，ほんとに厄介です。

　「翻訳しよう！」と思うと，「考える」のだと思います。曖昧な意味範囲を残すことを止めて，ピッタリとした言葉を探すのだと思います。そして，「探すため」にまずは，その「外国語」が意味する《内容》を真剣に考えるのだと思います。それが「翻訳行為」のいいところ。

　最近読んだ本[1]で，「ああそうなんだ！」と思った「翻訳語」の話があります。それは「膠原病」という言葉について。僕は，「膠原病」って言葉は知っていましたが，それが何かは知らないでいました（看護師のみなさんには釈迦に説法の類の話しかも知れませんが，書かせてください）。「膠原病」って，「コラーゲン」に対する病気だったんですね。そして，「膠（にかわ）」は，「コラーゲン」からつくられる接着剤の名前。なので，コラーゲンに対する自己免疫疾患の名前として，「collagenosis」を「膠原病」って翻訳したということです。意味も音も合わせた翻訳。これは名訳だと思います（もちろんこれは，「膠」が何かわかっている人が多い時代に考案された「翻訳」であり，「膠」を知らない人には通じづらいのではありましょうが）。
　では，この「collagenosis」を「膠原病」とするレベルの翻訳が，どの程度の頻度で可能なもの

か，これはけっこうたいへんなことなのではないか？　と思ったりします。

カタカナで使うのがいい？

……なら，やっぱり「カタカナ」がいいのでしょうか？　すべてにおいて，「ピッタリくる」翻訳語を見つけることがたいへんというなら，「カタカナ」にして使っていくというのが現実的」かも知れません。「完全主義」で翻訳を待ち，新しい概念に触れる機会を失うのはもったいないなとも思います。新しい概念に触れるということは，考えの幅を拡げるということ。何かの役に立つことだと思います。

「リカバリー」「ピアサポート」「WRAP」「ストレングス」「ダイアログ」「マインドフルネス」「トラウマインフォームドケア」「コンパッション」……。しかしそもそも「読んでもらえない」「聞いてもらえない」が起こるかも。いい悪いではなくて，「カタカナ語アレルギー」ってあると思います。

個人的な話をすると，僕はあまり洋楽を聴きません。「カッコいいな」と思っても，意味がわからなくて，それであまり聞きません。日本語のロックでも，音楽としてカッコいい！　と思うのがあって，しかも歌詞の意味もわかるので邦楽をよく聞きます。

僕にとっては，「意味がわからない言葉（外国語）」を聴き続けるのは結構ストレスで，フラストレーションがたまってくる感じなのです（あ，「ストレス」も「フラストレーション」も，《カタカナ語》）。その（音としての）音楽がどん

なにカッコよくても聞き続けるのが困難で，歌詞カードみたりして意味をとらえた後なら，ストレスなく聴ける感じになります。

そう考えると，僕が洋楽をあまり聴かないように，無理して聞いているとストレスになっていくように，「リカバリー」「ピアサポート」「WRAP」「ストレングス」「ダイアログ」がストレスになるというのも，よくわかります。そして，まわりの人たちが，（自分はストレスに感じる）《カタカナ語》をうれしそうに，いつも使っているとしたら，それは苦しいことに思います。圧迫感や不快感，もしかすると疎外感や，排除感をさえ感じるかもしれないなって思います。

それなら，やっぱり日本語か？

《カタカナ語》を使うことによって，そもそも「読んでもらえない」「聞いてもらえない」……，さらに，「ストレスになってしまう」のではよくないと思います。なので，やってくるのは，「やっぱり日本語がいい」という考えです。

では，あらためて「リカバリー」はいったいなんでしょう？

次回は引き続き，《カタカナ語》についてあらためて「リカバリー」という言葉をテーマにして検討していきます。

〈引用・参考文献〉
1）小倉明彦：つむじまがりの神経科学講義．晶文社，2020.

精神科看護師が幻覚・妄想の訴えに対応しているときの体験について

自由記述式のアンケートを用いた予備的研究

研究目的

　看護師が行う認知行動療法（Cognitive Behavior Therapy：以下，CBT）は，患者本来の生活の場で24時間の生活に密着した展開が可能であり，限定的な面接場面とは異なる，よりよい効果が期待できる[1]ものである。看護領域におけるCBT研修の報告では，看護職の臨床場面を想定した内容でいかに構成するかが大切[2]で，通常の看護場面にCBTをどう使えるかといった視点を大事にし，それと同時に，普段実施している看護をCBTでどう意味づけることができるか[3]が教育や研修体制を構築する際の課題として指摘されている。

　さて，精神科看護師が対応に苦慮する場面の1つとして，幻覚や妄想を呈する患者への看護場面があげられる。幻覚や妄想は，主に総合失調症の陽性症状として見られるもので，薬物療法による治療が第一選択となる。従来の看護では，「統合失調症患者の幻覚・妄想の話をくわしく聞くと，それらをより確固たるものにしてしまうからあまり聞かないように」と言われてきた[4]が，CBTでは総合失調症の幻覚・妄想へのアプローチ方法について言及されている[5,6]。CBTの理論や知識は非常に役立つと思われるが，CBTは本で読んだことと，実際に目の前の患者やクライアントにどう生かすかということとの間に溝がある[7]と言われ，看護師の実践にはいたりにくいのが現状である。

　白石・則包は，幻覚・妄想の訴えに対する精神科看護師の認知，感情，対処について，因子分析の手法を用いて分析を行った。その結果，認知と感情について4因子（心理的脅威，業務負担感の増大，自己対応能力への疑問，対応困難感），対処については4因子（積極的・共同的対処，症状否認的対処，非傾聴的対処，関与・拒否的対処）をそれぞれ抽出した[8]。こういった看護師の状況を把握することで，CBTを導入しやすくなるのではないかと考えた。

　前述した先行研究では，質的な分析の重要性が指摘されている[8]。本研究では，まず，幻

◉〈執筆者〉

千葉浩太郎　　ちば こうたろう[1]
成田彰夫　　　なりた あきお[2]
竹内雄太　　　たけうち ゆうた[3]
柿崎正太郎　　かきざき しょうたろう[2]

1) 福島学院大学福祉学部（福島県福島市）助教
2) 一般社団法人青森精神医学研究所浅虫温泉病院（青森県青森市）看護師
3) 社会福祉法人恵寿福祉会青森ナーシングライフ（青森県青森市）看護師

精神科看護師が幻覚・妄想の訴えに対応しているときの体験について

覚・妄想を呈する患者への対応場面を1つのストレス場面と想定する。そして，そのときの精神科看護師の認知，行動，気分，身体症状，対処方法について自由記述式のアンケートを通じて質的に検討することを目的とする。

■ 方法

1）研究期間

2013年7月～8月

2）対象者

A県のB精神科病院に勤務している看護師，准看護師77名にアンケートを配布した。

3）アンケートの内容

アンケートは，フェイスシート（性別，年齢），幻覚・妄想に関連したストレスを感じたときの状況（エピソード，気分，認知，行動，身体症状，ストレス解消の有無，対処方法）から構成した。気分，ストレス解消の有無は選択式，それ以外の項目は自由記述形式で回答を求め，3つのエピソードの記載を求めた。

回答者が気分，認知，行動，身体症状のどこに記載していいか判断に迷う可能性が予想されたため，判断に迷う際には複数の箇所に同じ内容を記載していいことを明記した。

4）分析方法

アンケート内容をストレス解消の有無で分類したうえで，KJ法[9, 10]におけるグループ分けの手法を用いて分析した。分析は精神科病院に勤務する臨床心理士1名，看護師2名，准看護師1名の4名で行った。

5）倫理的配慮

アンケートへの回答は任意であること，個人情報の取り扱いを厳重に行うことをそれぞれ口頭で伝え，同意が得られた者からのみ回答を得た。本研究は，浅虫温泉病院の倫理委員会より承認を得て行った。

■ 結果

1）対象者の背景

52名より回答が得られた（回収率67.5％）。そのうち，無記入が多いものなど分析が困難なものを除外し，有効回答は37名（男性7名，女性27名，未記入3名）であった（有効回答率48.1％）。回答者の内訳は，20代が5名（男性2名，女性3名），30代が7名（男性2名，女性5名），40代が4名（男性1名，女性3名），50代が8名（女性8名），60代が9名（男性1名，女性8名）であった。なお，回答者によって記載があったエピソード数にバラつきが見られていたため，後述する表1～6の総数は一致しない。

2）精神科看護師が幻覚・妄想を訴える患者に対応するときの体験の分析

エピソードは，【患者から看護師に向けられたエピソード】【患者から患者に向けられたエピソード】【不穏状態の行動化を伴ったエピソード】【介入に失敗したエピソード】の4つのカテゴリーが得られた。【患者から看護師に向け

研・究・報・告

表1　幻覚・妄想に関連したストレスを感じた際のエピソード

カテゴリー名	ラベル名	N	具体例 (ストレスが解消されている場合 N=56)	N	具体例 (ストレスが解消されていない場合 N=6)
患者から看護師に向けられたエピソード	幻覚・妄想を間接的に聞く	3	患者対応時，ほかスタッフへの妄想を聞かされた。	1	患者の私物にイタズラをしているとほかの看護者から聞いた。
	食事・服薬に関連した訴え	6	薬に毒が入っていると訴える患者さんに対応するとき。	2	食後の服薬解除時に「この薬には毒が入っている」と拒薬をする。
	看護師への誹謗中傷・暴力	14	○○さんを見ると具合が悪くなる。		
	幻覚・妄想の内容が意味不明	9	夜間巡回時被害妄想様発言があった。内容も意味不明で一貫性なし。		
	退院に関連した訴え	9	退院するのに迎えが来ているとナースステーションにずっといる。		
	頻回な訴え	5	いつも訴える人にはまた始まったと思う。うなずきながら話を聞くのが疲れる。		
患者から患者に向けられたエピソード		2	患者Aが患者Bにイタズラされていると訴えてきた。		
不穏状態の行動化を伴ったエピソード		3	幻覚により高いところに上がってジャンプする。	2	日中幻聴に対して大声を出し怒っている。
介入に失敗したエピソード		5	妄想の訴えに事実を話していても理解してもらえず，疲労感をおぼえた。	1	夜中に男性が部屋に入って髪を切った，服を脱がせようとした，妊娠したと訴えてくる。鍵がさされ，男性が部屋に入ることは不可能であることを説明するがまったく納得しない。

られたエピソード】は，〈幻覚・妄想を間接的に聞く〉〈食事・服薬に関連した訴え〉〈看護師への誹謗中傷・暴力〉〈幻覚・妄想の内容が意味不明〉〈退院に関連した訴え〉〈頻回な訴え〉といったラベルから構成された（表1）。

　ストレスが解消されている場合に生じる気分は，多い順に，〈困惑〉〈苛立ち〉〈憂うつ〉〈不安〉〈うんざり〉であった。ストレスが解消されていない場合に生じる気分は，多い順に，〈憂うつ〉〈困惑〉〈うんざり〉〈おびえ〉〈怖い〉〈焦り〉であった（表2）。

　認知は【患者に向かう思考】【アセスメント】【看護者自身に向かう思考】の3つのカテゴリーが得られた。【患者に向かう思考】は，〈患者に

表2　幻覚・妄想に関連したストレスを感じた際の気分

	ストレスが解消されている場合 (N＝219)	ストレスが解消されていない場合 (N＝43)		ストレスが解消されている場合 (N＝219)	ストレスが解消されていない場合 (N＝43)
憂うつ	21	6	うんざり	19	4
不安	20	4	傷ついた	6	
怒り	8	2	快い	3	
罪悪感	7		失望	8	1
恥	1		激怒	4	1
悲しい	8		怖い	12	3
困惑	33	6	楽しい	1	
興奮	3		焦り	5	3
おびえ	6	3	屈辱感	2	1
苛立ち	23	2	安心	2	
心配	10	2	愛情	2	
誇り	1		力になりたい	1	
無我夢中	3		殺意		1
パニック	6	2	あきれた		1
不満	3		愉快		1
神経質	1				

対する要望〉〈患者に対する憎しみ〉〈患者に共感する〉といったラベルで構成された。【アセスメント】は，〈対応策を考える〉〈危機を予測する〉といったラベルから構成された。【看護者自身に向かう思考】は，〈罪悪感・自責の念が生じる〉〈自分自身を鎮静化する〉〈放棄・諦める〉といったラベルから構成された（表3）。

　行動は，＜介入者を交換する＞＜医学的な処置をする＞＜経過を観察する＞＜事実を伝える＞，＜無視する＞＜情報を共有する＞といったラベルが得られた（表4）。

　ストレスが解消されている場合は，多い順に身体症状〈なし〉〈発汗〉〈頭痛〉であった。ストレスが解消されていない場合は，〈頭痛〉〈発汗〉〈なし〉の順で多く見られた（表5）。

　対処方法は，【患者への対処】【看護者自身の対処】の2つのカテゴリーで構成された。【患者への対処】は，〈業務を遂行する〉〈状況を判断する〉〈振り返り〉の3つのラベルで構成された。【看護者自身の対処】は，〈相談する〉〈自己解決〉〈ストレスを引きずる〉〈経験・知識を蓄積する〉〈時間の経過による変化〉の5つのラベルで構成された（表6）。

表3　幻覚・妄想に関連したストレスを感じた際の認知

カテゴリー名	ラベル名	N	具体例	N	具体例
			ストレスが解消されている場合（N＝48）		ストレスが解消されていない場合（N＝12）
患者に向かう思考	患者に対する要望	3	自分のことを客観視してほしい。		
	患者に対する憎しみ	1	無理だ無理。馬鹿だし憎たらしい。		
	患者に共感する	1	この人の家族はもう他界していたはず。迎えに来ているはずがない。家に帰りたいのだろう。		
アセスメント	対応策を考える	22	対応を考える。	10	拒否し続けた場合はどうすればいいんだろう。
	危険を予測する	11	思い込んでいるので，いつ患者様に襲いかかったりしないか十分気をつけないといけないと思う。		
看護者自身に向かう思考	罪悪感・自責の念が生じる	4	患者さんに負けたと思った。		
	自分自身を鎮静化する	2	自分の心を落ちつかせるようにしようと。		
	放棄・諦める	4	症状が落ちつかないのでしょうがない。	2	もう話したくない。やめたい。

表4　幻覚・妄想に関連したストレスを感じた際の行動

ラベル名	N	具体例	N	具体例
		ストレスが解消されている場合（N＝54）		ストレスが解消されていない場合（N＝10）
介入者を交換する	7	ほかの介入者と代わった。	1	ほかの看護者に対応を代わってもらった。
医学的な処置をする	4	隔離について主治医に報告していたので，保護室に誘導した		
経過を観察する	22	傾聴し，落ちつくのを待った。	6	しばらくこちらから話しかけずに患者の様子を遠くから観察する。
事実を伝える	18	話し終えた後に，そのようなことはないことを伝える。	3	薬には毒が入っていないことを説明し，服薬を勧める。
無視する	1	無視。		
情報を共有する	2	「砂糖は加えていない」とスタッフ全員で共有した。		

表5　幻覚・妄想に関連したストレスを感じた際の身体症状

	ストレスが解消されている場合（N＝49）	ストレスが解消されていない場合（N＝9）
倦怠感	2	
頭痛	7	4
胃痛	2	
口調が荒くなる	1	
発汗	8	3
動悸	1	
泣く	5	
なし	23	2

表6　幻覚・妄想に関連したストレスを感じた際の身体症状

カテゴリー名	ラベル名	N	ストレスが解消されている場合（N＝42）具体例	N	ストレスが解消されていない場合（N＝10）具体例
患者への対処	業務を遂行する	2	時々同じように訴えるも拒薬は見られていない。		
	状況を判断する	3	服用のときに話しかけ，それでも駄目であるときは無理強いを避けた。	1	結局その患者様は私の対応では服薬に応じなかったため。
	振り返り	4	時間をおいてから患者と話した。一連の行動をともにフィードバックすることで患者から「あのときはごめんなさい。次から気をつけるから」という発言を聞くことができた。		
看護者自身の対処	相談する	9	同僚に相談できたため。		
	自己解決	10	こんなこともあると割り切り，寝て忘れた。	3	くり返し妄想を持たれているから。
	ストレスを引きずる	2	受け持ちだからなんとかしてと同僚に言われると，ストレスを解消することが長引くことがある。	2	転棟したことでストレスが解消されたが，妄想は維持されているため，会うとストレスを感じる。
	経験・知識を蓄積する	5	先輩に意見を聞く。少しずつ経験が増えたため。	2	経験年数が少なかったため。
	時間の経過による変化	7	仕事時間だけのことだから。	2	病棟勤務交代があった。

研・究・報・告

■ 考察

　エピソードは，幻覚や妄想が向かう対象の違いにより【患者から看護師に向けられたエピソード】と【患者から患者に向けられたエピソード】の2種類に分けられた。前者に含まれる〈誹謗中傷・暴力〉は，患者からの拒否・拒絶[11]をされた状況と同様であった。また，〈幻覚・妄想の内容が意味不明〉なもの，〈退院に関連した訴え〉〈頻回な訴え〉といったラベルが抽出されたことについては，日常的にくり返される患者とのかかわりにおける気遣いが，心理的負担となっている[11]といった先行研究を支持する内容であった。そのため，今回分析対象となったエピソードは，精神科看護のなかでよく見られるものであると考えられる。

　本研究では，幻覚・妄想に対応する時の気分として〈困惑〉が1番多く，〈憂うつ〉〈不安〉〈うんざり〉といった感情が生起していることが示された。これらの気分は，心理的脅威，業務負担感の増大，自己対応能力への疑問といった，先行研究[8]の結果を支持するものであった。また，幻覚・妄想に関するストレスが解消されている場合には〈苛立ち〉，ストレスが解消されない場合には〈おびえ〉〈怖い〉〈焦り〉といった気分がそれぞれ生起していた。前者の場合は，業務負担感の増大[8]，後者の場合は，心理的脅威[8]に関連した感情が生起していたと考えられるが，本調査を通じて，ストレスの状況によって精神科看護師に生じる気分が異なるということが示された。

　認知は，ストレス解消の有無にかかわらず，〈対応策を考える〉〈放棄・諦める〉といった方法が示された。これは，白石・則包[8]の積極的・共同的対処，非傾聴的対処と同様のものであった。〈自分自身を鎮静化する〉といった認知は，先行研究[8]の因子には見られなかった項目であった。則包らは，精神看護学実習において看護学生の68%が認知を聞き出すことに困難を示していると報告している[12]。そのため，幻覚や妄想に対応しているときの認知に関しては，よりていねいに検討することで，新たな知見が得られる可能性が示唆された。

　〈介入者を交換する〉〈事実を伝える〉〈無視する〉といった行動は，白石・則包[8]の症状否認的対処，非傾聴的対処，関与拒否的対処の各因子と同様のものであった。本研究で得られた〈医学的な処置をする〉〈経過を観察する〉〈情報を共有する〉といった行動は，幻覚・妄想への対応場面に限らず，看護師の通常業務で行われている行動であると考えられる。また，〈状況を判断する〉対処，〈振り返り〉については，積極的・協働的対処[8]と同様の結果であった。〈業務を遂行する〉〈時間の経過による変化〉についても，幻覚・妄想への対応場面に限らず，看護師の日常の業務のなかでなされている対処であると考えられる。本研究で得られた〈相談する〉〈自己解決〉〈ストレスを引きずる〉〈経験・知識を蓄積する〉といった対処は，業務時だけではなく業務時間外に行っているものも含まれていた。これらの結果と先行研究[2, 3]の指摘を踏まえると，本研究で示された日常業務に関する行動を研修時の例などに取り入れることで，CBTの内容を理解しやすくなるのではない

かと考えられた。また，日常業務場面だけではなく勤務時間外の状況も加味したうえで，CBT研修を構成する必要があると思われた。

身体症状は〈無記入〉が1番多かった。実際に身体症状がない場合も考えられるが，自分自身の体の変化に気づいていない状況も想定される。今回の結果からはこれ以上考察することは困難であるため，今後検討の余地が残る。

まとめと今後の課題

本稿では，精神科看護師が幻覚・妄想の訴えに対応しているときの体験を自由記述式のアンケートを用いて質的に検討を行った。その結果，おおむね先行研究[8]と同様のカテゴリーが抽出された。また，幻覚・妄想に関するストレスが解消されている場合と解消されていない場合で精神科看護師に生じる気分が違うこと，幻覚・妄想に対応する際に精神科看護師には〈自分自身を鎮静化する〉といった認知が生じるといった結果が得られた。

本研究は調査対象者数が少なく結果を一般化することには限界があるため，今後は調査対象者を増やしたうえで検討することが求められる。今回は認知，行動，感情，身体症状，対処などの項目ごとに集計をして特徴を見出すことにとどまっており，各項目の相互作用を検討するにはいたらなかった。今後は面接調査などを通じて，精神科看護師がどういったプロセスを経て幻覚や妄想に対応しているのかについて検討することが求められる。

〈引用・参考文献〉
1）岡田佳詠：看護師が行う認知行動療法の強みとその留意点．精神科看護，40（1），p.4-9, 2013.
2）白石裕子，岡田佳詠，加藤沙弥佳：看護職のための認知行動療法の研修の構造化と実践の試み．認知療法研究，7（1），p.35-44, 2014.
3）堀越勝，田島美幸，藤澤大介，中野有美，岡田佳詠，松本由紀奈：精神科医療におけるコメディカルスタッフの認知行動療法実施の現状および今後の教育体制．認知療法研究，9（2），p.134-145, 2016.
4）岡田佳詠：進め方と方法がはっきりわかる　看護のための認知行動療法．医学書院，p15, 2011.
5）D.ファウラー，F.ガレティ，E.カイパース，石垣琢磨，丹野義彦監訳：Challenge the CBT　統合失調症を理解し支援するための認知行動療法．金剛出版，p.173-191, 2011
6）ポール・チャドウィック，マックス・バーチウッド，ピーター・トローワー，古村健・石垣琢磨訳：妄想・幻声・パラノイアの認知行動療法．星和書店，p.25-28, 2012.
7）伊藤絵美：認知療法・認知行動療法カウンセリング　初級ワークショップ．星和書店，2005.
8）白石裕子，則包和也：幻覚・妄想の訴えに対する精神科看護師の認知・感情・対処の検討—精神科看護における認知行動療法の導入を目指して．日本精神保健看護学会誌，19（1），p.34-43, 2010.
9）川喜田二郎：発想法—創造性開発のために．中央公論新社，1967.
10）川喜田二郎：続・発想法—KJ法の展開と応用．中央公論新社，1970.
11）谷口清弥：精神科看護師のワークストレスと精神健康度の検討——一般科看護師との比較から．甲南女子大学研究紀要　看護学・リハビリテーション学編，（4），p.189-197, 2010.
12）則包和也，川添郁夫，倉内静香，小野志麻子：精神看護学実習における患者の認知と感情に着目する記録様式の評価．保健科学研究，3，p.125-134, 2013.

CVPPP
がめざす新しい関係性
Comprehensive Violence Prevention and Protection Programme

◎第6回◎

未来に向けて。（最終回）

下里誠二　しもさと　せいじ
信州大学医学部保健学科（長野県松本市）教授

理想は追うが現実を忘れているわけではない

　新しいCVPPPにしてから「正論だが，いつでも労わるなんて無理」と言われることがあります。どうしても相性の悪い相手はいるでしょう。そういうときにCVPPPでは，「適切な人」が対応すればよい，と言っています。

　人間的な交流と言っていますが，敬語を使えとも膝をついて話せとも言ってはいません。

　理想論を正義として，強引すぎれば今度はそのこと自体が暴力的になってしまいます。理性からも善からも暴力は生まれる。しかし理想はもち続けたいと思います（ただし，「考え続けることが大事」を決まり文句のように使ってしまうことにも注意は必要です）。

優位性と支配性は必ずあるが

　特に私たちは精神医療，そしてケアそのものがもつ優位性に常に意識を向ける必要があるでしょう。また，その意味で私のような教育に携わる者も暴力性は伴うと感じます。これまでの

連載でご自身の体験を書いてくださったみなさんの言葉からは，人の特性の軸とされる優位—劣位ということが意識されない姿のなかにケアとしての姿があるように思いました。

ケアされていることを忘れない

　Aさんは実習で私を見つけるとすぐに話しかけに来てくれます。もう何年もそんなことが続くので，「Aさんは話し相手がいなくてさびしいのだな」とずっと思っていました。ところが先日急に「ごめんね。今日は忙しいから相手して"あげられない"。退屈でもがんばってね」と言われたのです。面倒をみている，と考えているのは私だけで，相手にしてもらって，ケアをされていたのは私のほうだったのです。

　最近ワクチンの集団接種の手伝いをする機会も増えたのですが，とても感謝されます。すると困ったことに私のなかには「うってあげた」「助けてあげている」という感覚がすぐに芽生えてしまいます。でもこれも，私が"感謝"という"ケア"をされているからなのだということを忘れないようにしなければなりません。

「何を言えばいいか」ではない

　まだ経験の浅いころ，精神科の身体合併症病棟に勤務していました。農薬を服用して自殺をはかってしまった患者さんが運ばれてきました。服薬量が多く，処置までに時間が経過していたので助からないとされた方でしたが入院時の意識ははっきりしていました。すると，飲んだ農薬のために黒ずんだ口で私に向かって「どうか助けてください」と言うのです。一瞬私は，助からないことを知っている自分に戸惑いました。「どう答えたらいい？」。次の瞬間，私が感じたのは，その人が私の戸惑ったその一瞬を感じとったということでした。その後私は（おそらく）静かに微笑んで「大丈夫ですよ」といったと思うのですが，その一言はその人にとって安心するものではなかったでしょう。

　問題は「なんと言えばよかったか」ではありません。私がその瞬間にどう反応するかは，テクニックでもなんでもなく，私自身にあるのです。だから，「なんとかテクニックで相手の心をつかもう」，は大して役に立たないのだと思います。フランスの哲学者であるレヴィナスは，会話よりも前にコミュニケートは始まっていると言ったそうです。CVPPPの実技はたしかにたいへん重要ですが，それよりも，「何を言えばいいかわからない自分」がいることを知り，それでも伝えたい思いを確かめることのほうが，安心を醸し出すことつながるでしょう。

　CVPPPでは身体介入の演習中にも「ケアとなるような具体的な方法」を考えます。実はここだけの話，これも逆説的なのです。本当にケアになる方法，それは「『○○しましょう』『ご

めんなさい』と言う」などというところにはなく，そこにある自分自身の内面から出るメッセージを伝えることなのだと思います。そして身体介入の演習の目的は「身体介入しなくなること」だと思います。

伝えるのがなぜ難しい？あるいは仲間になってくれる方へ

　おそらく真剣にCVPPPを考えている人であればあるほど「伝え方が難しい」と感じているはずです。そのとおりなのです。それはこの問題が，効率性を無視してもケアの本質のようなことを考えることになる問題だからでしょう。強制—支配，パターナリズムと管理，優位—劣位を価値観とすること，被害者—加害者としての対立，虐待。今回の連載でいろいろな方が書いてくださったようなちょっとしたすてきな体験は，聞いてみるとほとんどの人がもっているようです（もちろんすぐ思い出せないことはある）。対人支援の場が「暴力によって患者も職員も傷つく環境」から抜け出すためには「実はみんなもっているすてきな出会い」を確かめ合っていくことである気がします。どうしても業務としての現実のなかで職員間でも相手の問題に目がいきがちです。しかし，これまで育ってくれたCVPPPの専門家はどんな傷つきやすい場所にいても「ちょっとすてきなこと」をお互い確かめ合いながら「ケアする」答えを出し合っていけるような人たちだと思います。

　最後に，まだわかっていないことは「本当の当事者の思い」です。CVPPPの次の課題は「当事者とともに創る」だと考えています。

学の視点から精神保健(メンタルヘルス)で地域をひらく

安保寛明 あんぼ ひろあき
山形県立保健医療大学看護学科(山形県山形市)教授

19 Nineteenth Step 自殺対策における関心の価値

この連載の開始は2020(令和2)年冒頭で,新型コロナウイルスによる社会情勢の変化が始まるころ。それから2年弱の間,精神保健をめぐる情勢は緊張感のある状況になってきました。

自殺者数増加という危機

コロナ禍が明確になった昨年下半期以降,自殺者数が増加傾向にあります。2010(平成22)年ごろから2019(令和元)年までは自殺者数は減少傾向でしたが,昨年は自殺者の総数が21,081人と2019年の自殺者から4.5%(912人)増加しているのです。

自殺率の増減には失業率との相関が明らかであって,コロナ禍による経済的な影響が長期化しそうな見込みとなった2020年夏ごろからこの傾向が生じることは自殺対策の専門家の間で心配されていました。が,残念ながら現実のものとなっています。前年度に比べて自殺者数が増加している傾向は少なくとも今年の6月までは続いていて,短期間の変化にはならない可能性があります。さらに,このコロナ禍で生じた自殺者数増加の影響を年齢や性別では,かつて自殺者数増加の影響が生じた20世紀末のころとは異なることがわかってきています。

若者と女性と労働者の危機

自殺者数は2019年度から2020年度に921人増加するなか,年齢別に自殺者数を区分すると,20代の自殺者が2019年(2,117人)から404人増加(2,521人)し,増加率は実に15%以上もの上昇になっています。これまで自殺者が多くなる年代として健康問題や再就職の難しさが生じる50代がピークとなる傾向が続いていたのですが,昨年度に20代の自殺者数が多くなったことで,20代と50代に2つのピークがある状況になってしまいました。

さらに,男女合計で約900人の自殺者数の増加のうち女性の自殺者数が約1,000人の増加となり,今回のコロナ禍での自殺者数の増加はほぼ女性に偏っている可能性が高いこともわかっていますし,学生や生徒での自殺者数が前年比約15%の増加(888人から1,039人),勤労者の自殺者数が約7%の増加(6,202人から6,742人)となるなど,コロナ禍による影響が若者,女性,学生と労働者に強く生じています。

自殺者を減らすための取り組み

若者,女性,学生と労働者の自殺を減らすた

めの対策は，山形県ではこの数年間に取り組みを始めていました。国や都道府県や市町村がもっている自殺対策のデータを分析して行っていますので，あわせて記しておこうと思います。

　若者や女性の自殺を減らす可能性のある方法として，スマートフォンで自殺に関するキーワード検索がされた場合にSNSやチャットによる相談が実施できるように検索結果の上位に表示されるようにしました。さらにこのSNSやチャットによる相談を有効にするため，スマートフォンの位置情報を組み合わせて相談可能な団体が表示されるように検索サービスを提供する企業などと提携しています。SNS相談などでは匿名で受けつけますが，相談者の住所地がわかることで土地勘がある対応ができます。所属している学校や企業を直接話さなくても，位置情報などから予想して対応でき，相談者の考えからズレた対応をせずにすみます。

　孤独や孤立への自殺対策は「いのちの電話」に代表される電話相談や訪問看護ステーションや精神科救急での相談，ケアがこれまでにも効果をあげてきました。これらの特徴として医療機関や訪問看護ステーションでの相談は，すでにそのサービスにつながっている方，つまり相談や受診，自殺企図の経験がある場合が多いと思います。ところが自殺対策白書を読むと，自殺企図経験者へのケアだけでは自殺者数の増加を防ぎきれない可能性も推察されます。

はじめての"相談"で孤立から救う

　厚生労働省が毎年公表している自殺対策白書[1]からは，自殺未遂者による自殺よりも，自殺未遂経験のない人による自殺の割合が高いと

わかっています。つまり，精神科で自殺企図に対する治療とケアを受けた経験のある人への援助も重要でおそらく一定の効果をあげていますが，精神的危機の状態にありながらも危機に対するケアにつながっていない状況への対策が重要であるのです。先述のSNSやチャットでの相談のような，家族や職場の同僚といった人でもなく，医療機関でもないところで相談を受けることに選択肢としての意味があります。

時間と関心をおくこと

　精神的危機の状態にある人は，孤立感や孤独感とともに，危機に陥る前からつながりのある人に対する恥や罪悪感を抱えやすいものです。そのため，家族や学校の教員や長いつきあいの医療者など，関係の深い人に相談しようとは思えないかもしれません。

　そこまで関係が深くないけれども，話を聞いてくれる，受けとめてくれる，時間と関心をおいてくれる人や機関があって，しかも精神的危機を迎えた人がその人や機関につながろうとすることが重要なのです。そのためには，普段の暮らしのうちに援助希求行動を喚起する必要があります。このことは，次号以降に続きます。

〈引用・参考文献〉
1）厚生労働省：令和2年版自殺対策白書. https://www.mhlw.go.jp/stf/seisakunitsuite/bunya/hukushi_kaigo/seikatsuhogo/jisatsu/jisatsuhakusyo2020.html （最終閲覧日2021年8月31日）

20 Next Step
援助希求行動の喚起

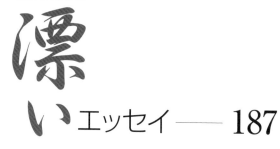

漂い エッセイ —— 187

遠い日の想い出

大雨やら台風やら今年の夏は，異常気象と一言では片づけられない日が続いた。立秋が過ぎて夜明けが少しずつ遅くなったなぁと感じながらの通勤。いつものように本を読んでいてふっと目をあげたとき，地平線——と言っていいのかどうか迷うけれど，関東平野のど真ん中，山の少ない埼玉県は場所によっては田んぼがどこまでも続き，地面と空の区切りがはるかかなたに見えるのである——と薄い雲の間から濃いオレンジ色の陽光が目に飛び込んできた。その瞬間に頭のなかで，岡林信康さんの「友よ」の歌詞がメロディとともに聞こえた。久しぶりに思い出したのだ。まるで昨日のことのように。

「♪友よ　夜明け前の闇の中で　友よ　戦いの炎をもやせ　夜明けは近い　夜明けは近い　友よ　この闇の向こうには　友よ　輝くあしたがある」。お若い方にはなんのことやらかもしれない。でも私のなかでは青春とともにあった懐かしい，心を揺さぶられる詩だった。しばらくぼ〜っとしていた。

この歌が発売されたのは1968（昭和43）年のことだったなぁと思い出す。「山谷ブルース」のB面に収録されていた。　山谷ブルースは「♪今日の仕事はつらかった　あとは焼酎あおるだけ　どうせどうせ山谷のどや住まい　他にやる事ありゃしねえ」……ちょうどセツルメントで山谷の子供会の活動に携わっていた私の身にしみこんでくる歌だった。山谷ブルースを聞くために購入したレコードだったのだが，B面もまた違った意味で心に沁みたのである。

やがてこの歌はデモ活動や政治的集会などにおけるテーマソングのような存在となっていった。1969（昭和44）年前半に，新宿駅西口地下広場で展開された「ベトナムに平和を！市民連合（べ平連）」によるフォークゲリラ集会でも歌われていたし，第1回全日本フォークジャンボリーでは参加者全員が合唱した。反体制の象徴的な歌だったのである。

もちろん私は反体制の活動家など立派なものではなかった（寮住まいで実習に追われていた私は，門限に遅れて叱られるか，さぼれる授業だけさぼって参加することしかできなかったのだ。退学という方法がなかったわけではないが，そこまでの決心はできなかっ

坂田三允
さかた みよし
多摩あおば病院看護部顧問（東京都東村山市）

Miyoshi SAKATA
TADAYOI ESSAY

た。中途半端な存在であった）。けれど，子供会で出会った子どもたちは学校（たしかドヤにたむろしている子どもたちのためにようやくできたばかりの学校だったと思う）がある間は，学校給食のおかげで少しだけふくよかになるのに，長い夏休みの間にまたやせ細っていくことに気づいて，学校に行けないまだ小さな子どもたちのために保育所がほしいねという話になった。そこで役所に交渉に行ったときの役所の担当者の「あなたたちがここで働く保母さんを実際に連れてこられるなら考えましょう」という言葉に愕然とし，ある意味で傷ついて，親のすねかじりの貧乏学生にできることなど限られていることに気づくと同時に，役所に期待してはいけないと思ったのだった。子供会のメンバーのなかには，「期待なんかしてない。だけど，なんとかしなくちゃ」と闘いの場を釜ヶ崎（大阪市西成区のドヤ街）に移して闘い続ける決意をした人もいた。とてもやさしい人だった。彼はいまどうしているんだろう。メンバーの1人と結婚したという話は，別のメンバーから聞いたけど，2人で活動を続けてい

るのかなと頭をよぎる。

それにしても，1968年前後というのはとても大きな変化の時代だった。アポロ11号がはじめて月面着陸を成し遂げたのは1969年のこと。1970（昭和45）年，精神科の病院に勤務していた私は患者さんと一緒に「月の石特別展」なるものを見に行ったことを思い出す。入院していることが嫌で家に帰りたいと思っている患者さんと一緒に行動するように指示された私はとても不安で，歩いているときも地下鉄に乗っている間もずっと彼と腕を組んで歩いていた。何か一生懸命話しかけたような気もするが，何を話したのかはまったく思い出せないし，月の石がどんなものだったかも覚えていない。そんなに大きなものではなく黒い（濃い灰色?）ものだったかな。感想は「ふ～ん」であった。一応記念にと絵葉書を購入したと思うのだが，それもどこに行ったやら。

1969年には東大安田講堂事件があり，フランスではフランシーヌさんがベトナム戦争に反対して焼身自殺を遂げている。新谷のり子さんが歌った「フランシーヌの場合」とともに心に残っていた。

1970年にはよど号ハイジャック事件があり，大阪万博が開催され，三島由紀夫さんが割腹自殺を遂げた。三島由紀夫さんの事件に関しては仕事中だったけれど，発生とともに誰からともなく伝わったような気がする。1972（昭和47）年はあさま山荘事件。テレビでずっと見ていたことは思い出せるのに，どこで見ていたのかがわからない。私はテレビを持っていなかったし，仕事を休んでいたのかどうかも思い出せない。テルアビブ空港乱射事件もこの年だったなぁと思う。ヒッピーという言葉も思い出す。長髪の若者……あれはなんだったんだろう，私の古い想い出はそこでプツンと途切れる。

中途半端な存在だった私は，「戦いの炎を燃や」すことに憧れながら，だんだん子供会からは足が遠のき，「長いものには巻かれ」て，積極的に何かをするということはなく生きながらえてきてしまったなぁ。それがよかったのか悪かったのかはわからない。でも，それが私。岡林さんには怒られるかもしれないけれど，コロナでうつうつとしていても，「夜明けは近い」と信じることにしよう。

NEXT ISSUE
次号予告

2021年10月20日発売

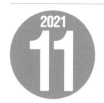

2021

11

特集

あの人の看護は
どうしてゆとりがあるのか
―疲弊を乗り越える方法を学ぶ

あたりまえに疲弊している私たち

あの人はどうしてかろやかな看護ができるのか

湧き上がる感情との向き合い方

ねぎらいあえる組織を創る

EDITING POST SCRIPT

◆8月は気温が高い，湿度も高いで，狭い部屋のなかにずっといるとカビが生えそうな心地でした。外出もさすがに公園くらいは許してほしいと，コンビニで買ったパンを片手に，ベンチに座りながらぼんやりすることにしました。視線を下へやると，足もとで蟻たちが行列をなしてせかせかと歩いています。興味本位でパンをひとかけら行列のそばに落とすと，1匹がパンくずの存在に気づいたとたん，次々とほかの蟻たちも群がってきました。「蟻の社会秩序を乱したのかもしれない」と己の行いをちょっとだけ反省。このエピソード，人によって「おもしろい」と思うか，「さびしいやつ」と思うか。受けとり方はまちまちでしょうね。（C）

◆コミュニケーションスキルという言葉にいまいち乗れないのは，それが暗に音声言語の優位性を語っている気がするからです。言葉にしないと通じないこともありますが，言葉を乱打することで相手の理解をねつ造しようとするテクニックも世に多くみられたりしますからね。気をつけないと。（S）

■**お詫びと訂正**

2021年9月号に下記の誤りがありました。お詫びするとともにここに訂正いたします。

p.028
　誤）2年**間**のことになりますが，
　正）2年**前**のことになりますが，
p.030
　誤）精神福祉法　誤）精神**保健**福祉法

STAFF

◆月刊『精神科看護』編集委員会 編
　金子亜矢子（一般社団法人日本精神科看護協会）
　小宮浩美（千葉県立保健医療大学健康科学部）
　佐藤恵美子（一般財団法人聖マリアンナ会東横惠愛病院）
　中村博文（茨城県立医療大学保健医療学部）
◆月刊『精神科看護』サポートメンバー
　小原貴司（医療法人昨雲会喜多方飯塚病院）
　澤越鈴菜（医療法人明心会柴田病院）
　澤田恭平（医療法人明心会柴田病院）
　鈴木 遥（医療法人昨雲会飯塚病院）
　馬場大志（医療法人昨雲会喜多方飯塚病院）
　濱田真理子（医療法人勢成会井口野間病院）
　三並淳一（医療法人社団翠会成増厚生病院）
　宮崎 初（第一薬科大学看護学部）
　森 優（医療法人勢成会井口野間病院）
　吉山直貴（医療法人誠心会あさひの丘病院）
　米山美穂（長野県立こころの医療センター駒ヶ根）
◆協力　一般社団法人日本精神科看護協会
◆EDITOR　霜田 薫／千葉頌子
◆DESIGNER　田中律子／浅井 健
◆ILLUSTRATOR　BIKKE
◆発行所
　（株）精神看護出版
　〒140-0001 東京都品川区北品川1-13-10
　　　　　　　ストークビル北品川5F
　TEL.03-5715-3545／FAX.03-5715-3546
　https://www.seishinkango.co.jp
　E-mail　info@seishinkango.co.jp
◆印刷　山浦印刷株式会社
●本書に掲載された著作物の複製・翻訳・上映・譲渡・公衆通信（データベースの取込および送信可能化権を含む）に関する許諾権は，小社が保有しています。

2021年10月号 vol.48 No.11 通巻351号
2021年9月21日発行
定価1,100円（本体価格1,000円＋税10%）
ISBN978-4-86294-254-8

精神科看護

**定期購読
のご案内**

月刊「精神科看護」は定期購読をおすすめします。送料，手数料は無料でご指定のご住所へお送りいたします。バックナンバーからのお申し込みも可能です。購読料，各号の内容，申し込み方法などは小社webサイト（https://www.seishinkango.co.jp/）をご確認ください。